Leerboek Acute cardiologie

Leerboek
Acute cardiologie

Dr. R.J. de Winter
Dr. J.C.A. Hoorntje

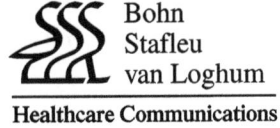
Bohn
Stafleu
van Loghum
Healthcare Communications

© Eerste druk, 2007

Bohn Stafleu van Loghum, Postbus 246, 3990 GA Houten
www.bsl.nl, e-mail info@bsl.nl

Alle rechten voorbehouden. Niets uit deze uitgave mag worden verveelvoudigd, opgeslagen in een geautomatiseerd gegevensbestand, of openbaar gemaakt, in enige vorm of op enige wijze, hetzij elektronisch, mechanisch, door fotokopieën of opnamen, hetzij op enige andere manier, zonder voorafgaande schriftelijke toestemming van de uitgever.
Voor zover het maken van kopieën uit deze uitgave is toegestaan op grond van artikel 16b Auteurswet 1912 jo het Besluit van 20 juni 1974, Stb. 351, zoals gewijzigd bij het Besluit van 23 augustus 1985, Stb. 471 en artikel 17 Auteurswet 1912, dient men de daarvoor wettelijk verschuldigde vergoedingen te voldoen aan de Stichting Reprorecht (Postbus 3051, 2130 KB Hoofddorp). Voor het overnemen van (een) gedeelte(n) uit deze uitgave in bloemlezingen, readers en andere compilatiewerken (artikel 16 Auteurswet 1912) dient men zich tot de uitgever te wenden.

Het eigendom van de titel en schriftelijke uitgaven van het CardioVasculair onderwijs Instituut en de daaraan verbonden merkenrechten berust bij het CardioVasculair Onderwijs Instituut, Postbus 19192, 3501 DD Utrecht, tel.: 030-234 50 01, e-mail: cvoi@cvoi.org.

Tekstvervaardiging: Boekhorst Design, Culemborg

ISBN 978 90 313 4934 0

Over de auteurs

- **Dr. A.J.J. Aerts**, cardioloog, Atrium Medisch Centrum, Heerlen.
- **Dr. J.M. ten Berg**, cardioloog, St. Antonius Ziekenhuis, Nieuwegein.
- **Dr. R.B.A. van den Brink**, cardioloog, Academisch Medisch Centrum, Amsterdam.
- **Dr. J.M. van Dantzig**, cardioloog, Catharina Ziekenhuis, Groningen.
- **Dr. P.R.M. van Dijkman**, cardioloog, Ziekenhuis Bronovo, Den Haag.
- **Prof. dr. I.C. van Gelder**, cardioloog, Universitair Medisch Centrum Groningen, Groningen.
- **Dr. A.F.M. van den Heuvel**, cardioloog, Universitair Medisch Centrum Groningen, Groningen.
- **Dr. J.C.A. Hoorntje**, cardioloog, Isala Klinieken, Zwolle.
- **Prof. dr. L.J.L.M. Jordaens**, elektrofysioloog, Erasmus Medisch Centrum, Rotterdam.
- **Dr. J.H. Kirkels, cardioloog**, Universitair Medisch Centrum Utrecht, Utrecht.
- **C.H. Peels, cardioloog**, Catharina Ziekenhuis, Eindhoven.
- **Dr. B.J.W.M. Rensing**, cardioloog, St. Antonius Ziekenhuis, Nieuwegein.
- **Prof. dr. J.L.R.M. Smeets**, cardioloog, Universitair Medisch Centrum St Radboud, Nijmegen.
- **Dr. R.A. Waalewijn**, cardioloog, Gelre Ziekenhuizen, Apeldoorn.
- **Dr. R.J. de Winter**, cardioloog, Academisch Medisch Centrum, Amsterdam.

Inhoud

8 Voorwoord Nederlandse Vereniging van Cardiologie en het CardioVasculair Onderwijs Instituut

10 Voorwoord van de redactie

11 **Pijn op de borst**
A.F.M. van den Heuvel

23 **Acuut hartfalen**
C.H. Peels en J.M. van Dantzig

41 **Syncope**
A.J.J. Aerts en J.L.R.M. Smeets

61 **Hartkloppingen**
I.C. van Gelder en L.J.L.M. Jordaens

79 **Reanimatie bij volwassenen in het ziekenhuis**
R.A. Waalewijn

91 **Anamnese, fysische diagnostiek en beeldvorming bij acute pijn op de borst en kortademigheid**
R.B.A. van den Brink en J.H. Kirkels

105 **Invasieve procedures**
B.J.W.M. Rensing en J.M. ten Berg

115 **Beeldvorming bij de evaluatie van de patiënt met acute thoracale pijn: rol van myocardperfusiescintigrafie, CT en MRI**
P.R.M. van Dijkman

Voorwoord Nederlandse Vereniging van Cardiologie en het CardioVasculair Onderwijs Instituut

Het CardioVasculair Onderwijs Instituut (CVOI), opgericht op 28 januari 1994 door de Nederlandse Vereniging voor Cardiologie (NVVC), het Interuniversitair Cardiologisch Instituut Nederland en de Nederlandse Hartstichting, heeft ten doel het verzorgen en doen verzorgen van scholings-, bij- en nascholingsactiviteiten op cardiovasculair gebied en het doen van voorstellen van accreditatie aan de Commissie Kwaliteit van de NVVC.

Het CVOI is hiernaast belast met de invoering van de OpleidingsCursus Cardiologie (OCC). Inmiddels hebben er vier cursussen plaatsgevonden en werden, hieraan gekoppeld, vier leerboeken vervaardigd. Achtereenvolgens met als onderwerpen: hartfalen, artherotrombose, elektrocardiologie en congenitale hartziekten.

Nieuw in het curriculum voor de assistent in opleiding tot cardioloog is het Basis Onderwijs Cardiologie (BOC). Naast de OCC-cursussen zijn de BOC-cursussen toegevoegd als een verplicht onderdeel van de opleiding tot cardioloog. Ook hiervan zullen er vier worden georganiseerd. De eerste BOC-cursus is 'Acute cardiologie' onder leiding van Rob de Winter en Jan Hoorntje.

Cardiologie vraagt vaak snelle beslissingen en behandelingen. Acute cardiologie is dan ook een belangrijk onderdeel van ons vak. Wij vinden het daarom van groot belang voor de assistent in opleiding tot cardioloog dit onderwerp als eerste in de cyclus Basis Onderwijs Cardiologie te behandelen.

Wij danken de redacteuren en auteurs voor hun inzet en wensen de toekomstige cardiologen veel succes!

Namens de Nederlandse Vereniging van Cardiologie,

W. Jaarsma,
voorzitter

Namens het CardioVasculair Onderwijs Instituut,

M.J.M. Cramer,
directeur

Voorwoord van de redactie

Voor u ligt de eerste uitgave van het cursusboek *Leerboek Acute cardiologie*. Er zijn nieuwe ontwikkelingen op vrijwel elk gebied van de cardiologie, waardoor de mogelijkheden voor diagnostiek en behandeling steeds beter en breder worden. In de acute zorg is de prehospitale diagnostiek voor het acute hartinfarct (en acute ritmestoornissen) in de meeste regio's in Nederland in de afgelopen paar jaar georganiseerd in samenwerking met regionale ambulancediensten. Door gericht beleid rondom reanimatietechnieken bereiken steeds meer slachtoffers van 'out-of-hospital-cardiac-arrest' levend het ziekenhuis.

Door veranderingen in de organisatie van zorg in de eerste lijn en door de toename van het aantal patiënten met complexe aandoeningen en geavanceerde devices zijn de diagnostiek en behandeling van deze patiënten op de eerste (hart)hulp ingewikkelder geworden. Nieuwe richtlijnen van de beroepsgroep, nationaal en internationaal, kunnen worden geïmplementeerd in de klinische praktijk. Nieuwe, betere en snellere mogelijkheden in de beeldvorming geven de mogelijkheid om sneller en adequater op acute situaties te reageren. 'Best practices' kunnen dan worden beschreven en als model dienen voor de inrichting van zorg. Ondanks alle ontwikkelingen is het van het grootste belang om basale klinische vaardigheden te onderwijzen en te trainen. De anamnese en heteroanamnese zijn bij acute situaties niet zelden de sleutel tot de correcte diagnose. Er is geen enkele diagnostische techniek die een deskundig en zorgvuldig goed uitgevoerd lichamelijk onderzoek kan vervangen. De inzet van geavanceerde diagnostische technieken is juist daar op zijn plaats waar de dokter op basis van een weloverwogen differentiaaldiagnose en kennis van pre- en posttest likelihood de juiste patiënt selecteert voor het juiste diagnostisch onderzoek.

We hopen dat dit boek alle ontwikkelingen in de acute cardiologie recht doet en we kijken uit naar de presentaties van onze auteurs/docenten op de beide cursusdagen.

Amsterdam / Zwolle
R.J. de Winter
J.C.A. Hoorntje

Pijn op de borst

A.F.M. van den Heuvel

ACUUT CORONAIR SYNDROOM (OAP + NON-STEMI)

INLEIDING

Acute coronaire syndromen vormen een groot probleem voor de gezondheidszorg en leiden jaarlijks tot een groot aantal ziekenhuisopnamen in Europa. In dit hoofdstuk wordt een strategie uitgestippeld die toepasbaar is bij de meeste patiënten die worden opgenomen met verdenking op een acuut coronair syndroom. Voor iedere patiënt moet de arts echter een individuele beslissing nemen, rekening houdend met de voorgeschiedenis van de patiënt, de presentatie, de bevindingen gedurende observatie en onderzoek in het ziekenhuis, en de beschikbare behandelmogelijkheden.

BEOORDELING PATIËNT

Bij de meeste patiënten zal er alleen een oncomfortabel gevoel op de borst (pijn op de borst) aanwezig zijn; verdenking op een acuut coronair syndroom is slechts een werkdiagnose. Bij de beoordeling van de patiënt gaan we uit van de volgende stappen.

Het is belangrijk een zorgvuldige *voorgeschiedenis* en een nauwkeurige *beschrijving van de symptomen* te verkrijgen. Lichamelijk onderzoek is vereist met speciale aandacht voor de mogelijke aanwezigheid van kleplijden (aortastenose), hypertrofische cardiomyopathie, hartfalen en longziekte.

Een *elektrocardiogram* (ECG) wordt gemaakt: vergelijking met een voorgaand ECG, indien beschikbaar, is zeer waardevol, in het bijzonder bij patiënten

met pre-existente cardiale pathologie, zoals linkerventrikelhypertrofie of bekend coronarialijden. Met behulp van het ECG kunnen patiënten met verdenking op een acuut coronair syndroom gedifferentieerd worden in verschillende categorieën, die ieder aparte behandelwijzen vereisen:
- ST-segmentelevatie duidt op complete afsluiting van een grote coronairarterie en onmiddellijke reperfusie is gewoonlijk geïndiceerd. Dit was het geval bij 42% van de patiënten in het European Heart Survey on ACS.
- ST-segmentveranderingen, maar zonder persisterende ST-segmentelevatie of een normaal ECG (51% van de patiënten).
- Bij enkele patiënten (7%) is er geen definitieve karakteristiek en zijn er andere ECG-kenmerken en bundeltakblok of een pacemakerritme.

In de laatste twee gevallen zijn aanvullende biochemische markers vereist: hemoglobine (voor detectie van anemie) en markers voor myocardschade, bij voorkeur cardiaal troponine T of cardiaal troponine I, serumcreatinine, glucose en cholesterol. Indien concentraties van troponinen of cardiale enzymen stijgen, zal er irreversibele celschade zijn opgetreden. Deze patiënten moeten worden beschouwd alsof zij een myocardinfarct hebben doorgemaakt.

Vervolgens start een *observatieperiode*, inclusief een *meerdere-afleidings-ECG* voor ischemiedetectie. Indien de patiënt een nieuwe episode van pijn op de borst doormaakt, moet een 12-afleidings-ECG worden gemaakt. Dit wordt vergeleken met een ECG verkregen toen de symptomen spontaan of na nitraten in regressie gingen. Aanvullend hierop kan een echocardiogram worden gemaakt, om een inschatting te maken van de linkerventrikelfunctie en om andere oorzaken van pijn op de borst uit te sluiten. Tot slot moet er een tweede troponinemeting worden verricht na zes tot twaalf uur.

Patiënten kunnen vervolgens geclassificeerd worden als acuut coronair syndroom, waarbij een onderscheid wordt gemaakt tussen myocardinfarct (met verhoogde biochemische markers van necrose) en instabiele angina (met ECG-veranderingen maar zonder tekenen van necrose), en een overblijvende groep van andere ziekten of een nog niet nader bepaalde oorzaak van de symptomen.

VROEGE BEHANDELING

Zodra de diagnose is gesteld, moet de patiënt met het acute coronaire syndroom zonder persisterende ST-segmentelevatie (ST-segmentdepressie, negatieve T-golven, pseudonormalisatie van T-golven of normaal ECG) initieel medicamenteus worden behandeld. Deze behandeling bestaat uit aspirine 75-150 per dag, clopidogrel (oplaaddosis 300 mg, gevolgd door 75 mg/dag), laagmoleculairgewicht- (LMW-) of ongefractioneerde heparine, bètablokkers en orale of intraveneuze nitraten in het geval van persisterende of recidiverende pijn op de borst. Clopidogrel wordt in plaats van aspirine gegeven aan patiënten met overgevoeligheid voor aspirine of met ernstige gastro-intestinale intolerantie voor aspirine. Calciumantagonisten kunnen de voorkeur hebben boven bètablokkerende middelen bij patiënten met contra-indicaties of met intolerantie voor de laatstgenoemde middelen. In de observatieperiode die volgt (8-12 uur) moet speciaal worden gelet op het recidiveren van pijn op de borst, waarbij dan een ECG gemaakt moet worden. Daarnaast wordt nauwkeurig gelet op tekenen van hemodynamische instabiliteit (hypotensie, crepitaties) en wordt deze zo nodig behandeld.

In deze initiële periode moet een risico-inschatting worden uitgevoerd en een verdere behandelstrategie worden uitgekozen. Risicostratificatie kan twee groepen patiënten identificeren: hoogrisico en laagrisico patiënten.

RISICOSTRATIFICATIE

Laagrisico patiënten
Onder laagrisico patiënten (patiënten met een laag risico voor snelle progressie naar myocardinfarct of overlijden) vallen patiënten
- die geen recidiverende pijn op de borst hebben gedurende de observatieperiode;
- zonder ST-segmentdepressie of -elevatie, maar wel eventueel negatieve T-golven, vlakke T- golven of een normaal ECG;
- zonder elevatie van het troponine of andere biochemische markers van myocardnecrose bij de eerste en herhaalde meting (uitgevoerd na 6-12 uur).

Bij deze patiënten is orale behandeling aanbevolen, inclusief aspirine, clopidogrel (oplaaddosis 600 mg, gevolgd door 75 mg/dag), bètablokkers en mogelijk nitraten of calciumantagonisten. Secundair preventieve maatregelen moeten worden ingesteld zoals hierna besproken. Laagmoleculairgewichtheparine kan worden gestaakt indien, na de observatieperiode, geen ECG-veranderingen zijn opgetreden en de tweede troponinemeting negatief is.
Een stresstest wordt aanbevolen. Het doel van dit onderzoek is ten eerste de diagnose coronarialijden te bevestigen of uit te sluiten, en ten tweede het ri-

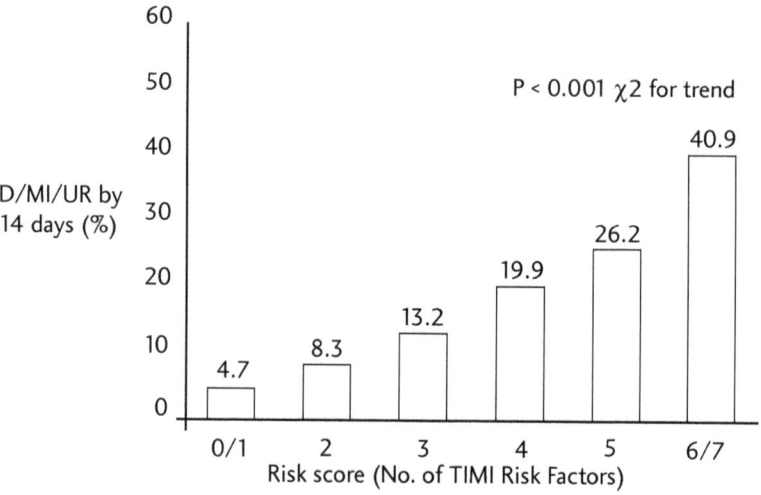

Figuur 1. Non-STEMI-risicostratificatie.

TIMI-risicofactoren: leeftijd ≥ 65 jaar, ≥ 3 CAD-risicofactoren [hypercholesterolemie, hypertensie, adipositas, positieve familieanamnese voor HVZ, claudicatio intermittens, nierfalen, hartfalen, man], bekend met CAD (> 50% stenose), ≥ 2 angineuze episoden in voorafgaande 24 uur, ST-deviatie ≥ 0,5 mm, verhoogde cardiale markers, gebruik aspirine gedurende afgelopen 7 dagen.
Bron: Antman et al. (2000b)

sico van toekomstige complicaties bij patiënten met coronarialijden in te schatten.

Bij patiënten met significante ischemie gedurende de stresstest moet coronaire angiografie en daaropvolgende revascularisatie worden overwogen, zeker wanneer dit optreedt bij geringe belasting of lage hartfrequentie. Er moet rekening mee worden gehouden dat een standaard inspanningstest niet conclusief is (geen afwijkingen bij een relatief lage werkbelasting). Bij deze patiënten kan een extra stressechocardiogram of een myocardperfusiescintigram op zijn plaats zijn. Bij sommige patiënten kan de diagnose onduidelijk blijven, in het bijzonder bij patiënten met een normaal ECG gedurende de observatieperiode, met normale markers en een normale stresstest met een goede inspanningstolerantie.

De symptomen bij presentatie in het ziekenhuis werden dan waarschijnlijk niet veroorzaakt door myocardischemie en additionele onderzoeken van andere orgaansystemen kunnen nodig zijn. In elk geval is het risico van cardiale complicaties bij deze patiënten zeer laag. Eventueel aanvullend onderzoek kan dan doorgaans poliklinisch op een later tijdstip worden verricht.

Hoogrisico patiënten
Onder hoogrisico patiënten (patiënten met een hoog risico voor snelle progressie naar myocardinfarct of overlijden) vallen patiënten met
- recidiverende ischemie (recidiverende pijn op de borst, of dynamische ST-segmentveranderingen – in het bijzonder ST-segmentdepressie of passagère ST-segmentelevatie);
- vroege post-infarct instabiele angina;
- verhoogde troponinespiegels;
- hemodynamisch instabiliteit beginnend in de observatieperiode;
- ernstige aritmieën (ventrikelfibrilleren, herhaaldelijk ventriculaire tachycardie);
- diabetes mellitus;
- een ECG dat een beoordeling van ST-segmentveranderingen uitsluit.

Bij deze hoogrisico patiënten wordt de volgende strategie aanbevolen:
- Gedurende het wachten en voorbereiden op angiografie moet de behandeling met laagmoleculaire heparine worden voortgezet. Toediening van GPIIb/IIIa-receptorremmers moet worden gestart en gecontinueerd gedurende 12 (abciximab) of 24 (tirofiban, eptifibatide) uur na de procedure, indien coronaire angioplastiek wordt verricht.
- Coronaire angiografie moet zo spoedig mogelijk worden gepland, maar zonder overmatige urgentie. Een relatief kleine groep patiënten zal een coronair angiogram binnen het eerste uur nodig hebben. Hieronder vallen patiënten met ernstige voortschrijdende ischemie, ernstige aritmieën, hemodynamische instabiliteit. In de meeste gevallen wordt coronaire angiografie verricht binnen enkele dagen of ten minste binnen de hospitalisatieperiode. Bij patiënten met laesies die geschikt zijn voor revascularisatie, zal de beslissing over de meest geschikte procedure genomen worden na zorgvuldige evaluatie van de uitgebreidheid en de kenmerken van de laesies, waar nodig in overleg met chirurgische collegae. In het algemeen zijn de aanbevelingen voor de keuze van een revascularisatieprocedure bij instabiele angina gelijk aan die bij een electieve revascularisatieprocedure. Bij patiënten met ééenvatslijden is percutane coronaire interventie van de veroorzakende laesie de eerste keuze. Bij patiënten met hoofdstam- of drievatslijden is CABG de aanbevolen procedure, met name bij patiënten met linkerventrikeldisfunctie, behalve bij patiënten

met ernstige comorbiditeit die een contra-indicatie vormt voor chirurgie.
- Bij tweevats- en in sommige gevallen van drievatslijden, kan ofwel percutane interventie, ofwel coronaire bypasschirurgie op zijn plaats zijn. Bij sommige patiënten kan een gestageerde procedure worden overwogen: onmiddellijke ballonangioplastiek en stenting van de verantwoordelijke laesie en daaropvolgend een herinschatting van de noodzaak tot behandeling van de andere laesies, door ofwel een percutane procedure, ofwel CABG. Indien percutane interventie de procedure van keuze is, kan deze onmiddellijk na angiografie in dezelfde sessie worden verricht.

Patiënten met geschikte laesies voor percutane coronaire interventie moeten clopidogrel krijgen. Bij patiënten die gepland staan voor CABG moet de clopidogrel gestaakt worden, behalve als de operatie is uitgesteld. In dat geval moet de clopidogrel ongeveer vijf dagen voor de operatie gestaakt worden.

Indien revascularisatie niet geïndiceerd is door de aard van de laesies en/of matige distale 'run-off', of indien angiografie geen ernstige coronaire sclerose aantoont, is medicamenteuze therapie aangewezen.

Het kan nodig zijn de diagnose van een acuut coronair syndroom te heroverwegen. Speciale aandacht moet dan worden gegeven aan mogelijke andere oorzaken voor de presenterende symptomen. De afwezigheid van significante stenosen in de epicardiale coronairvaten sluit echter de diagnose acuut coronair syndroom niet uit.

LANGETERMIJNBEHANDELING

Een agressieve behandeling van risicofactoren is gerechtvaardigd bij alle patiënten na het stellen van de diagnose acuut coronair syndroom. Het is noodzakelijk dat patiënten het roken staken: patiënten moeten duidelijke informatie krijgen dat roken een belangrijke risicofactor is. Verwijzing naar 'stoppen met roken'-klinieken wordt aanbevolen, en het gebruik van nicotinevervangende therapie moet worden overwogen.

Bloeddrukbehandeling moet worden geoptimaliseerd.

Aspirine (75-150 mg/dag) gecombineerd met clopidogrel (75 mg/dag) wordt voor ten minste negen maanden voorgeschreven. Daarna moet aspirine (75-100 mg/dag) levenslang worden gecontinueerd. De combinatie van aspirine en clopidogrel moet zo nodig langer dan negen maanden worden gecontinueerd, afhankelijk van de ernst van de laesies en het risico op recidiverende trombose (bijvoorbeeld sommige soorten Drug Eluting Stents).

Bètablokkers verbeteren de prognose van patiënten na een hartinfarct en moeten worden gecontinueerd na een acuut coronair syndroom.

Lipideverlagende therapie wordt zonder uitstel gestart en in het bijzonder HGM-CoA-reductaseremmende middelen die ziekte en sterfte aanzienlijk doen afnemen bij patiënten met coronarialijden.

Bij hoogrisico patiënten (hypertensie, linkerventrikeldisfunctie, post myocardinfarct) moeten ACE-remmers als secundaire preventie worden overwogen.

Aangezien coronaire atherosclerose en de complicaties daarvan multifactorieel bepaald zijn, moet veel aandacht worden besteed aan de behandeling van alle modificeerbare risicofactoren om de kans op nieuwe cardiale complicaties te verminderen.

MYOCARDINFARCT (STEMI)

INLEIDING
De behandeling van het acute myocardinfarct blijft grote veranderingen ondergaan. Goede behandeling in de praktijk moet zijn gebaseerd op duidelijk bewijs verkregen uit goed uitgevoerde klinische trials. Patiënten verschillen echter zo veel van elkaar dat individuele zorg het voornaamst is. Verder is er nog steeds een belangrijke plaats voor klinische beoordeling, ervaring en gezond verstand.

DIAGNOSE VAN ACUUT MYOCARDINFARCT
- Klachten van pijn of onaangenaam gevoel op de borst.
- ST-segmentelevatie of (vermoedelijk) nieuw linkerbundeltakblok op het opname-ECG.
- Herhaalde ECG-opnamen zijn vaak nodig.
- Verhoogde markers van myocardnecrose (CK-MB, troponinen). Wacht niet op de resultaten om met reperfusietherapie te beginnen!
- 2D-echocardiografie is behulpzaam om een acuut myocardinfarct uit te sluiten.

ACUTE ZORG (PRE-ZIEKENHUIS)
- Verlichting van pijn, kortademigheid en bezorgdheid.
- Intraveneus opioïden (bijv. 4-8 mg morfine) met additionele doses van 2 mg met intervallen van 5 minuten.
- Zuurstof (2-4 liter/min) bij kortademigheid of hartfalen.
- Overweeg het toedienen van bètablokkerende middelen intraveneus of nitraten, indien opioïden de pijn niet kunnen verlichten.
- Tranquillizers kunnen behulpzaam zijn.

AANBEVELINGEN VOOR REPERFUSIETHERAPIE

Reperfusietherapie is geïndiceerd bij alle patiënten met klachten die minder dan twaalf uur duren van pijn/onaangenaam gevoel op de borst en geassocieerd met ST-segmentelevatie of (vermoedelijk) nieuw bundeltakblok op het ECG.

Primaire percutane coronaire interventie (PCI)
Primaire percutane coronaire interventie (PCI) is de voorkeursbehandeling indien uitgevoerd door een ervaren team (bijvoorkeur binnen 90 minuten na het eerste medische contact). Absoluut geïndiceerd voor patiënten in shock en voor hen met contra-indicaties voor fibrinolytische therapie. Tevens GP IIb/IIIa-antagonisten en clopidogrel toedienen, meestal wordt er een stent geplaatst.

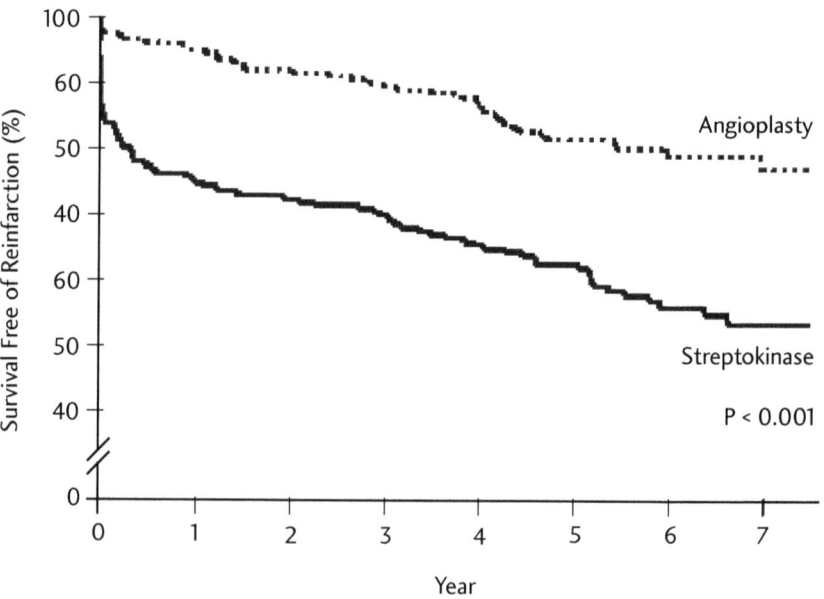

Figuur 2. Trombolyse versus PCI; 5 jaar follow-up, 395 patiënten, hogere ejectiefractie, minder hartfalen.
Bron: Zijlstra et al. (1999)

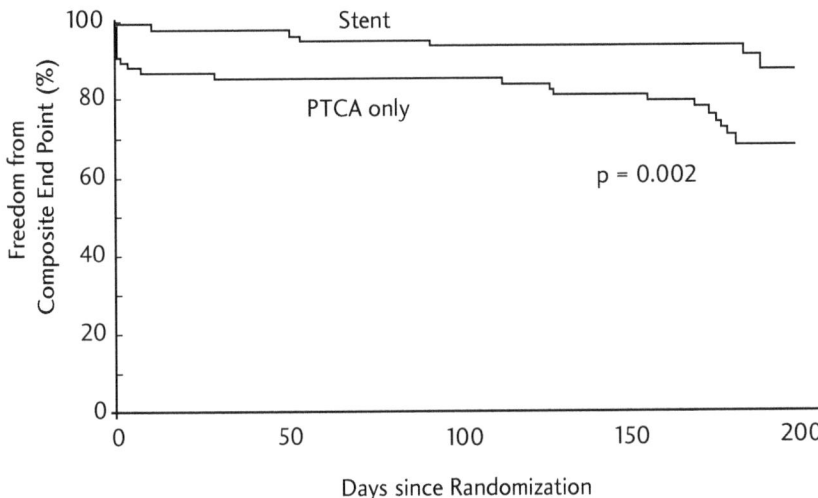

Figuur 3. PCI versus PCI + stent; FRESCO-studie met 150 patiënten.
Bron: Antoniucci et al. (1998)

Rescue PCI
Na falende trombolyse bij patiënten met grote infarcten.

Fibrinolytische therapie
Bij afwezigheid van contra-indicaties (zie hierna) en indien primaire PCI niet kan worden uitgevoerd binnen negentig minuten van eerste medisch contact door een ervaren team, moet farmacologische reperfusie zo spoedig mogelijk worden gestart. Pre-ziekenhuis initiatie van fibrinolytische therapie verdient de voorkeur, indien de faciliteiten hiervoor aanwezig zijn. Bij gebruik van alteplase en reteplase moet een aan het gewicht aangepaste dosis heparine worden gegeven met vroege en frequente aanpassing op geleide van de aPTT. Bij gebruik van streptokinase is het toedienen van heparine optioneel.

CONTRA-INDICATIES VOOR FIBRINOLYTISCHE THERAPIE
Absolute contra-indicaties:
- hemorragisch CVA met onbekende oorzaak op elk tijdstip in het verleden;
- ischemisch CVA in de voorafgaande zes maanden;
- schade of neoplasmata van het centraal zenuwstelsel;

- recent belangrijk trauma/chirurgie/hoofdletsel (binnen de voorafgaande 3 weken);
- gastro-intestinale bloeding in de voorafgaande maand;
- bekende bloedingsafwijking;
- aortadissectie.

Relatieve contra-indicaties:
- TIA in de voorafgaande zes maanden;
- orale anticoagulatietherapie;
- zwangerschap of binnen één week post partum;
- niet te comprimeren puncties;
- traumatische reanimatie;
- refractaire hypertensie (systolische bloeddruk >180 mmHg);
- ernstige leverziekte;
- infectieuze endocarditis;
- actief maagulcer.

AANBEVELINGEN VOOR ROUTINE PROFYLACTISCHE THERAPIE IN DE ACUTE FASE

Aspirine 150-325 mg p.o. (geen 'enteric coated' formule) of Aspergic 250-500 mg i.v. Intraveneus bètablokkerend middel aan alle patiënten bij wie dit niet gecontra-indiceerd is. Daarnaast start met oraal bètablokkerend middel. Een ACE-remmer wordt oraal toegediend op de eerste dag aan alle hoogrisico patiënten bij wie dit niet gecontra-indiceerd is.

LITERATUUR

1 Antman E, Bassand J-P, Klein W, Ohman M et al. Myocardial infarction redefined – a consensus document of The Joint European Society of Cardiology/American College of Cardiology Committee for the redefinition of myocardial Infarction. *J Am Coll Cardiol* 2000a;**36**:959-69.

2 Antman EM, Cohen M, Bernink PJLM, McCabe CH et al. The TIMI risk score for unstable angina/non-ST elevation MI. *JAMA* 2000b;**284**:835-42.

3 Antoniucci D, Santoro GM, Bolognese L, Valenti R et al. A clinical trial comparing primary stenting of the infarct-related artery with optimal primary angioplasty for acute myocardial infarction: Results from the Florence Randomized Elective Stenting in acute Coronary Occlusions (FRESCO) Trial. *J Am Coll Cardiol* 1998;**31**:1234-9.

4 Bertrand ME (chairperson), Simoons ML, Fox KAA, Wallentin LC et al. Management of acute coronary syndromes in patients presenting without per-

sisting ST-segment elevation. Task force of the ESC. *Eur Heart J* 2002;**23**:1809-40.
5   Keeley EC, Boura JA, Grines CL. Primary angioplasty versus intravenous thrombolytic therapy for acute myocardial infarction: a quantitative review of 23 randomised trials. *Lancet* 2003;**361**:13-20.
6   Werf F van der, Ardissino D, Bertriu A, Cokkinos DV et al. Task force of the ESC. Management of acute myocardial infarction in patients presenting with ST-segment elevation. *Eur Heart J* 2003;**24**:28-66.
7   Winter RJ de, Windhausen F, Cornel JH, Dunselman PHJM et al, for the Invasive versus Conservative Treatment in Unstable Coronary Syndromes (ICTUS) Investigators. Early invasive versus selectively invasive management for acute coronary syndromes. *N Engl J Med* 2005;**353**:1095-1104.
8   Zhu MM, Feit A, Chadow H, Alam M et al. Primary stent implantation compared with primary balloon angioplasty for acute myocardial infarction: a meta-analysis of randomized clinical trials. *Am J Cardiol* 2001;**88**:297-301.
9   Zijlstra F, Hoorntje JCA, Boer MJ de, Reiffers S et al. Long-term benefit of primary angioplasty as compared with thrombolytic therapy for acute myocardial infarction. *N Engl J Med* 1999;**341**:1413-9.

Acuut hartfalen

Acuut hartfalen door kleplijden

C.H. Peels

INLEIDING
De meeste cardiologische problemen zijn acuut. Van die problemen is acuut hartfalen er één waarin zowel kennis over de mogelijke oorzaken van dit hartfalen als over de behandelmogelijkheden direct paraat moet zijn. Tijd om een dag te besteden aan het opstellen en uitvoeren van een behandelplan is er niet en de cardioloog is gedwongen tot acute diagnostiek en tot acuut handelen. Hierbij moet kennis over het hele arsenaal van de cardiologisch diagnostische mogelijkheden en behandelingen aanwezig zijn.

ACUUT HARTFALEN DOOR KLEPLIJDEN ALGEMEEN
De patiënt presenteert zich met acuut longoedeem, angstig, met tachypneu, een lage bloeddruk en een hoge polsfrequentie. De auscultatie van het hart wordt door deze hoge hartfrequentie bemoeilijkt. Uiteraard moet worden gelet op een souffle. Een souffle door een aortaklepstenose en MI wordt meestal wel gehoord, de diastolische geruisen worden in die acute situatie vaak gemist.
Eerste diagnostiek en behandeling zijn bij elke patiënt met acuut hartfalen hetzelfde (zie aldaar). Diagnostiek is allereerst gericht op inschatten van de ernst van de hemodynamische en respiratoire insufficiëntie: arteriële bloedgasanalyse zal snel moeten plaatsvinden. Een thoraxfoto kan het klinische beeld bevestigen, maar soms loopt dit beeld achter bij het klinische beeld en men moet zich niet alleen hierdoor laten leiden. Daarnaast vindt eerste diagnostiek plaats naar de oorzaak van het longoedeem met een 12-afleidingen-ECG, laboratoriumonderzoek met troponine-, CK- en CK-MB-bepalingen. Hiermee wordt een primair myocardiaal ischemisch probleem of ritme-

stoornis als oorzaak of bijdrage aan dit hartfalen opgespoord. Inmiddels wordt getracht de patiënt te behandelen met diuretica i.v., nitroglycerine i.v. en nitroprusside i.v. Deze middelen verlagen vooral de voorbelasting maar ook de nabelasting van de LV.[1] Bloeddrukbewaking is dus zeer belangrijk om deze behandeling te monitoren. Morfine is een goede veneuze vasodilatator en onderdrukt de angst; de respiratie moet hierbij goed worden bewaakt.

Wanneer de oorzaak met deze diagnostiek niet is gevonden, dat wil zeggen wanneer een acuut myocardiaal probleem niet waarschijnlijk lijkt, en wanneer dus kleplijden als oorzaak wordt overwogen, is diagnostiek naar de oorzaak met echocardiografie acuut aangewezen.

Wanneer kleplijden de oorzaak is van acuut hartfalen, heeft men meestal te maken met een beperkt aantal ziektebeelden:
- acute ernstige mitralisklepinsufficiëntie (MI);
- acute ernstige aortaklepinsufficiëntie (AI);
- acute klepprothesedisfunctie, -insufficiëntie of trombose;
- thoraxtrauma;
- grote veranderingen in de circulatie bij tevoren bestaand ernstig kleplijden.

Acute ernstige mitralisklepinsufficiëntie
Acute ernstige mitralisklepinsufficiëntie kan de oorzaak van het acute hartfalen zijn. Wanneer de acuut ontstane MI ernstig is, zal door de abrupt optredende grote volumeoverbelasting van het linkeratrium (LA), dat hierop niet berekend is en dus een lage compliance heeft, een acute drukverhoging in het LA optreden. Hierdoor neemt de capillaire wiggendruk toe en zal een kritische waarde bereiken, waardoor vocht uittreedt in het interstitium en de alveoli. Dit belemmert de gasuitwisseling en dus de oxygenatie van het bloed: het beeld van acuut longoedeem. Later, wanneer dit acute moment voorbij is, kan rechts decompensatio cordis optreden door deze acute periode van verhoogde druk in de longcirculatie.

Er zijn drie belangrijke oorzaken van een acute MI:
1. chordaruptuur;
2. endocarditis van de mitralisklep;
3. ischemische acute ernstige mitralisklepinsufficiëntie.

Chordaruptuur
Een chordaruptuur kan optreden bij patiënten die tevoren geen klepafwij-

king hadden of bij patiënten die al langer bekend zijn met een mitralisklepinsufficiëntie door een myxomateus gedegenereerde mitralisklep. Dit laatste is de meest voorkomende oorzaak van een acute mitralisklepinsufficiëntie (MI) door een chordaruptuur.
De ziektebeelden waarbij een acute chordaruptuur kan optreden zijn:
- myxomateus gedegenereerde mitralisklep;
- infectieuze endocarditis;
- acuut reuma;
- trauma;
- secundair aan een myocardinfarct;
- secundair aan linkerventrikel (LV-)dilatatie;
- idiopathisch.

Het echocardiografisch beeld hierbij laat typisch een hyperdynamische, meestal relatief kleine LV zien met een LA dat niet duidelijk verwijd is. De LV is 'te goed' voor dit klinisch beeld van longoedeem, en doet een ernstig insufficiënte mitralis- of aortaklep vermoeden. De mitralisklep laat een 'flail' deel zien, dat in systole als een dun lijntje achter het voorste of achterste klepblad komt. Een excentrische ernstige MI is met colorflow-doppler te zien. De jet bereikt snel, dat wil zeggen vroeg in systole, het dak van het LA en meestal een van de longvenen. Dit laatste is met een pulsed doppler sample in de longvene snel te bepalen. Het forward slagvolume van de LV zal laag zijn, te laag in elk geval voor deze hyperdynamische LV en kan met pulsed doppler in de LVOT bepaald worden.
Er kan een tricuspidalisinsufficiëntie (TI) worden gezien en de systolische druk in het rechterventrikel (RV) kan hiermee worden ingeschat.
Wanneer het klinisch beeld kan worden verbeterd met medicamenteuze behandeling, wat meestal het geval is, kan de patiënt worden voorbereid op een klepoperatie. Een klepreparatie is meestal goed mogelijk bij een chordaruptuur door myxomateuze degeneratie. Bij endocarditis of infarct als oorzaak is dit afhankelijk van de rest van de afwijkingen aan het klepapparaat of de papillairspier. Wanneer de patiënt niet verbetert met deze behandeling, kan een intra-aortale ballonpomp de hemodynamische situatie belangrijk verbeteren.[2] Deze patiënten zijn kandidaten voor urgente klepoperatie, en zelfs spoedoperatie wanneer deze ondersteuning niet leidt tot verbetering en stabilisering van de hemodynamiek.

Endocarditis van de mitralisklep
Endocarditis van de mitralisklep kan een acute ernstige MI veroorzaken. Dit

kan door een chordaruptuur maar ook door andere destructie van de mitralisklep, zoals een gat in het klepblad of verscheuring van de klepbladen. Het klinisch beeld zal wat betreft de hemodynamiek hetzelfde zijn als hiervoor beschreven. De patiënt zal zich nu echter presenteren met een koortsend ziektebeeld. Dit kan subfebriel zijn en weinig op de voorgrond staan of een indrukwekkend septisch beeld geven, afhankelijk van de verwekker. Het echocardiografisch beeld kan de vegetatiemassa laten zien op de mitralisklep en de oorzaak van de MI. Soms is hierbij een TEE nodig om het gat of de scheur in de klep te zien. Het is van essentieel belang de diagnose compleet te maken, dat wil zeggen te beschrijven waarom de MI bestaat en zo ernstig is. Dit bepaalt immers met welk tempo een klepoperatie wordt gepland en hoe snel de patiënt moet worden overgeplaatst naar een thoraxchirurgisch centrum. Indien hartfalen is opgetreden, is urgent chirurgisch ingrijpen geïndiceerd. Ondersteuning met een ballonpomp is niet te verkiezen als overbrugging vanwege de sepsis.

Ischemische acute ernstige mitralisklepinsufficiëntie

Ischemische acute ernstige mitralisklepinsufficiëntie is meestal een diagnose die kan worden vermoed wanneer de patiënt opgenomen wordt met een acuut myocardinfarct. Het myocardinfarct staat dan op de voorgrond, maar het klinisch beeld is vaak disproportioneel slecht in verhouding tot de grootte van het infarct. Bij 22% van de acute ischemische MI's is het infarct echter asymptomatisch geweest en is de initiële presentatie cardiogene shock. De prognose van patiënten na een myocardinfarct wordt belangrijk verslechterd door het optreden van een ischemische MI.[3]

De oorzaak van de MI is gelegen in de veranderingen in de LV regionale functie en vorm of in het subvalvulaire apparaat. Het vóórkomen van een acute MI bij een infarct is niet gerelateerd aan de grootte van het infarct, en meestal is met echo juist een opvallend goede LV-functie te zien.

Wanneer behandeling van de ischemie of het infarct niet mogelijk is of niet leidt tot verbetering, kan ook hier een intra-aortale ballonpomp de hemodynamische situatie belangrijk verbeteren[2] in afwachting van chirurgische behandeling.

Een ischemische acute MI kan worden veroorzaakt door vier mechanismen:
1. *chordaruptuur.* Is hiervoor beschreven
2. *disfunctie van het subvalvulaire apparaat.* Door betrokkenheid van het subvalvulaire apparaat in het stroomgebied van de afgesloten coronaire arterie, treedt hierin ischemie op en infarcering. Dit deel zal dus niet meedoen aan de contractie. Dit resulteert in verlies van ondersteuning in

systole van de sluiting van de mitralisklepbladen, vooral in het mediale gedeelte van de klepbladen. De ischemie of het infarct is meestal gelokaliseerd in het RCA- en RCX-gebied. Met echo zal dan typisch een posterior blad worden gezien dat onder (LA-waarts) het anteriorblad duikt in systole. De meestal meerdere excentrische CF MI jets die hierdoor worden veroorzaakt maken een precieze aanduiding van het deel van het klepblad dat disfunctioneert meestal niet mogelijk. Het frequentst wordt een inferior wandbewegingsstoornis gezien bij deze acute MI bij een myocardinfact.

3. *ruptuur van een papillairspier, meestal partieel*. Dit is een zeldzame (< 0,1%) complicatie van een acuut myocardinfarct met een catastrofale ernstige acute MI, typisch optredend enkele dagen na het acute infarct. Het treedt karakteristiek op bij kleine infarcten, soms alleen beperkt tot de papillairspier. De LV-functie kan volstrekt normaal zijn en is altijd hyperdynamisch. Een ruptuur van een complete papillairspier leidt tot een acute massale MI en is snel fataal; deze patiënten bereiken zelden levend het ziekenhuis. Een incomplete ruptuur leidt ook tot een dramatische situatie met acuut longoedeem en cardiogene shock, maar deze patiënt kan het ziekenhuis meestal wel bereiken. Door de shock met hoge hartfrequentie wordt bij auscultatie vaak geen MI gehoord. Een acuut gemaakt echocardiogram laat behalve de hyperdynamische LV een 'flail' leaflet zien met soms een massa eraan, het stuk afgescheurde spier. Dit vaststellen is van cruciaal belang, omdat soms door de hoge hartfrequentie, de shock en dus lage LV systolische druk, de MI gemist kan worden met echo. Zonder hartchirurgie is de mortaliteit zeer hoog, 95% overlijdt binnen twee weken. Spoed-mitralisklepvervanging is meestal geïndiceerd,[4] zelden is reparatie mogelijk. Deze ingreep heeft een extreem hoge mortaliteit, die wordt beïnvloed door de LV-functie tevoren en de noodzaak tot het tevens uitvoeren van een CABG: met een EF > 45% is de mortaliteit rond 20%, met een EF van < 45% rond 60%; zonder en met CABG een mortaliteit van 25% respectievelijk 80% in een kleine serie van 22 patiënten.[5] Bij goed geselecteerde patiënten is een acute MVR levensreddend.

4. *acute dilatatie van de LV vrije wand*. Dit kan optreden door acute ischemie. De hierdoor veroorzaakte MI kan massaal zijn en leiden tot acuut longoedeem. Auscultatie van het hart laat je ook hier vaak in de steek door de relatief lage systolische druk in de LV. Een acuut gemaakte echo laat typische malcoaptatie zien van normale mitralisklepbladen en een duidelijk fors gestoorde LV-functie, in tegenstelling tot bij de hiervoor genoemde

drie ischemisch bepaalde oorzaken van een acute MI. Acute revascularisatie kan leiden tot belangrijke afname van de ernst van de MI en is als eerste behandeling aangewezen.

Acute ernstige aortaklepinsufficiëntie
Acute ernstige aortaklepinsufficiëntie leidt tot een snelle hemodynamische achteruitgang, omdat een groot volume bloed retrograad over de aortaklep in diastole terugstroomt in de LV, die hierop niet is voorbereid. Dit leidt tot een snelle en abrupte toename van de LV einddiastolische druk en het LA kan zich hierdoor niet ontledigen in deze snel gevulde LV. De LA-druk zal dus acuut snel stijgen en acuut longoedeem treedt op.
Herkennen van deze klepafwijking als oorzaak van dit klinisch beeld van acuut longoedeem is van groot belang, omdat dit zeer slecht wordt verdragen en omdat medicamenteuze therapie zelden leidt tot stabilisering van de patiënt. De onderliggende oorzaak van deze acute AI moet dan ook snel worden behandeld, cardiochirurgisch, tenzij er prohibitieve comorbiditeit is.[6]
Herkenning van de acute AI heeft alles te maken met het herkennen van de oorzaak van de acute AI, en hierbij levert het lichamelijk onderzoek belangrijke informatie op.
Een acute AI wordt veroorzaakt door:
1. *endocarditis van de aortaklep*. De patiënt presenteert zich met een koortsend ziektebeeld, en bij aortaklependocarditis vaker een echt septisch beeld met perifere tekenen van endocarditis. Het lichamelijk onderzoek levert tekenen van shock en acuut longoedeem en een korte diastolische souffle met een systolische souffle door het grote forward volume over de aortaklep. Een acuut uitgevoerd echocardiogram laat de aortaklep met vegetaties zien, en de ernstige AI is altijd te herkennen. Deze wordt veroorzaakt door destructie van de klepbladen, door een gat in de klep. Bij aortaklependocarditis moet altijd worden gezocht naar abcedering van de anulus of van het myocard. En verlengde PQ-tijd wijst in die richting. Een TEE is vaak nodig om de volledige diagnose te stellen, en dit is van cruciaal belang om met de hartchirurg de behandeling voor te bereiden. Een chirurgische behandeling moet met spoed plaatsvinden bij hartfalen door een acute AI, omdat medicamenteuze behandeling met afterload verlaging beperkt wordt door de shock. Ondersteuning van de centrale circulatie met een ballonpomp is gecontra-indiceerd, omdat balloninflatie in diastole het regurgiterende volume zal doen toenemen en dus het longoedeem verergert. Overplaatsing van een dergelijke patiënt naar een hartchirurgisch centrum is aangewezen, bij duidelijke tekenen van links

decompensatio cordis maar zeker bij een presentatie met longoedeem.
2. *dissectie van de aorta ascendens, type A dissectie volgens Stanford.* Deze patiënt heeft een geheel andere presentatie met op de voorgrond staande hevige pijn in de thorax, typisch scheurend en hyperacuut. De patiënt kan door de circulatoire gevolgen van de dissectie somnolent zijn: dit kan worden veroorzaakt door de shock door een acute AI of door doorscheuren naar het pericard met tamponade dan wel door cerebrale hypoperfusie. In elk geval moet naar de eerste twee oorzaken van deze toestand snel worden gezocht. Bij lichamelijk onderzoek wordt gelet op een verhoogde CVD en een korte diastolische souffle. De bloeddruk is vaak moeilijk te meten en kan variëren van torenhoog tot extreem laag en is dus geen leidraad naar deze complicaties van de dissectie.
Een snel uitgevoerde TTE kan tamponade uitsluiten en een ernstige AI vaststellen. Tevens kan de aortawortel meestal worden gezien en een verwijde wortel met dit klinische beeld is zeer suggestief voor deze diagnose. Een TEE dient dan onder narcose te worden uitgevoerd, vanwege het gevaar van doorscheuren van de dissectie naar het pericard door de stress van het onderzoek. Acuut chirurgisch ingrijpen is de enige mogelijke behandeling. De oorzaak en ernst van de AI vaststellen is van belang, omdat alleen bij een ernstige AI klepoperatie nodig is en klepreconstructie tot de mogelijkheden behoort wanneer de aortaklep normaal is en niet gedisseceerd. De oorzaken van een acute AI bij dissectie van de aorta ascendens zijn:[7]
  - *bicuspide aortaklep:* hierbij komt significant vaker een abnormale en verwijde aortawortel voor, waarin een dissectie vaker optreedt dan in een aortawortel van normale afmeting. Deze kleppen worden altijd vervangen bij een aortadissectie.
  - *betrokkenheid van de cusps bij de dissectie:* de dissectie kan doorlopen in een van de cusps en deze zelfs verscheuren; een vervanging van de klep is dan aangewezen.
  - *alleen aortawortelddilatatie:* vaak is bij deze patiënt een pre-existente AI aanwezig en wordt dus minder vaak een beeld van acuut hartfalen door de AI gezien. Hierbij is aortaklepreparatie vaak mogelijk.
3. *disfunctie van een aortaklepprothese*: zie hierna.

Acute klepprothesedisfunctie, -insufficiëntie of trombose
Disfunctie van klepprothesen komt in ongeveer 4% van de geïmplanteerde kleppen voor, evenveel bij mechanische als bij bioprothesen. In ongeveer 2% van deze gevallen wordt dit veroorzaakt door endocarditis, even vaak

vroege (i.e. < 60 dagen na implantatie) als late endocarditis. Acuut hartfalen door disfunctie van een klepprothese wordt veroorzaakt door:

1. *degeneratie van een bioprothese*, waardoor insufficiëntie optreedt. Meestal wordt dit veroorzaakt door scheuren in de klepbladen; bij de helft van deze patiënten treden acuut symptomen op door de insufficiëntie.[8] Echocardiografie stelt de diagnose, meestal met TEE. Het is van belang de oorzaak van een ernstige insufficiëntie van een bioprothese vast te stellen, omdat een vastgestelde scheur in een van de klepbladen reden is om de prothese snel te vervangen.

2. *anulusdehiscentie door endocarditis* kan optreden bij bioprothesen en mechanische prothesen. Opvallend is dan een paravalvulair lek. Voor vaststelling hiervan is bij een mitralisklepprothese absoluut TEE nodig. Belangrijk is het, bij een klinisch beeld van acuut hartfalen, om vast te stellen of er sprake is van een mobiele anulus: met echocardiografie wordt een beweging van de anulus (rocking valve) gezien los van de omringende structuren, die alle met de hartbeweging meebewegen, wijzend op dehiscentie van om en nabij 50% van de anulus. Dit is reden voor acuut chirurgisch ingrijpen. Röntgendoorlichting kan de echocardiografische bevinding van een 'rocking valve' bevestigen. Een dergelijke patiënt hoort vanaf dat moment thuis in een cardiochirurgisch centrum, vanwege het risico van acute achteruitgang van de hemodynamiek waarvoor dan acuut ingrijpen kan volgen.

3. *obstructie door trombus of vegetatie* komt zelden voor, maar indien het voorkomt leidt het bij 90% van de patiënten tot het klinisch beeld van shock[9] en bij met name mitraliskleptrombose tot acuut longoedeem. Wanneer een dergelijk klinisch beeld optreedt bij een patiënt met een mechanische klepprothese, moet deze oorzaak altijd worden onderzocht met echocardiografie. De mortaliteit is hoog, ongeveer 40%. Chirurgische behandeling heeft ook een hoge mortaliteit, ongeveer 20%, maar is nog steeds eerste keus omdat het succespercentage hoger is dan van trombolyse en het risico op embolisatie kleiner.[9] Wanneer het risico van chirurgisch ingrijpen onacceptabel hoog wordt geacht, kan trombolytische therapie worden gegeven met een hoog (12%) risico op embolisatie, en een 11% risico op re-trombose van de klep,[10,11] maar ook met een succespercentage van 82. Recent zijn aanbevelingen over deze behandelmogelijkheden bij obstruerende kleptrombose beschreven[15] en werd trombolyse als eerste behandeling aangegeven. Dit is echter niet overgenomen in de recent gepubliceerde praktische richtlijnen voor de behandeling van patiënten met hartkleplijden van de AHA en ACC.[16]

Thoraxtrauma
Thoraxtrauma geeft zelden aanleiding tot acuut hartfalen door kleplijden. Klepschade door trauma treedt nooit alleen op en is dus geassocieerd met andere significante cardiale schade (Fulda). Wanneer het toch optreedt, is het meestal niet onderkend omdat het andere lichamelijke letsel door het trauma op de voorgrond staat. Daarom is het van belang hier wel aan te denken.
Scherp trauma is de meest voorkomende oorzaak van traumatische schade aan het hart, maar treft zeer zelden de hartkleppen. Stomp thoraxtrauma leidt echter vaker tot klepschade. De meest voorkomende beschadiging is een aortacuspruptuur,[12] daarnaast kan rupturering optreden van chordae, van mitralis- en tricuspidalisklepbladen.[13] Om de diagnose te stellen is een hoge mate van verdenking nodig, omdat longcontusie, acute overvulling door vochttoediening en een ARDS het beeld van acuut longoedeem door acuut kleplijden kunnen maskeren. Cardiale enzymen hebben geen relatie met de mate van cardiale schade, en echocardiografie is de enige en aangewezen methode van onderzoek om de diagnose te stellen.

Grote veranderingen in de circulatie bij tevoren bestaand ernstig kleplijden
Naast kleplijden als directe oorzaak van hartfalen, kunnen grote veranderingen in de circulatie bij al bestaand ernstig kleplijden, acuut hartfalen veroorzaken. Dit treedt vooral op bij de ernstige linkszijdige klepvitia. Bij mitralisinsufficiëntie en aorta-insufficiëntie moet de behandeling bestaan uit diuretica en vasopressoren. Bij een ernstige mitralisklepstenose zal naast toediening van diuretica vooral aandacht moeten worden besteed aan vertraging van de hartfrequentie met bètablokkade om de diastolische vullingstijd te verlengen en hiermee de LA-druk te doen afnemen en dus het longoedeem te bestrijden. Vasopressoren zijn hier niet aangewezen, omdat de oorzaak van het longoedeem gelegen is in de gefixeerde ernstige stenose van de mitralisklep. Bij een ernstige aortastenose zijn in de acute fase van hartfalen vasopressoren relatief gecontra-indiceerd: met vasopressoren zou weliswaar de preload van de LV verlaagd kunnen worden maar de afterloadverlaging kan niet plaatsvinden, omdat er een kritische, gefixeerde aortastenose is. De tensiedaling door vasopressoren heeft dus geen enkele invloed in gunstige zin op de LV-prestatie.
Indien een dergelijk ernstig klepvitium niet bekend is, zal echocardiografie in de acute situatie van cruciaal belang zijn om te begrijpen waarom de patiënt in acuut hartfalen is. Indien een ernstig klepvitium wel bekend is, is dit niet noodzakelijk. Bij patiënten die een dergelijke episode overleven moet

een klepoperatie op korte termijn worden overwogen.

In de acute fase van hartfalen bij een ernstige mitralisstenose, kan in uitzonderlijke gevallen een percutane klepdilatatie levensreddend zijn.

Beruchte situaties waarin ernstig kleplijden aanleiding kan zijn voor acuut hartfalen zijn de high output states bij:
- sepsis;
- zwangerschap;
- ernstige anemie;
- thyrotoxicosis.

Voor grote chirurgische ingrepen verdienen patiënten met ernstig hartkleplijden speciale aandacht: 20% van hen maakt in de perioperatieve periode nieuw of vererger end hartfalen door.[14] Patiënten met een ernstige mitralisstenose hebben zelfs een 7% mortaliteit en patiënten met een ernstige aortastenose hebben een 13% perioperatieve mortaliteit.

Acuut hartfalen

J.M. van Dantzig

Bij acuut hartfalen hebben we het beeld van de patiënt met asthma cardiale voor ogen. Heftige kortademigheid en hypoxemie, waarbij de maximale sympathicotonus klinisch duidelijk wordt door zweten en vasoconstrictie met koude handen en een bleke huid met marmertekening. Ten gevolge van longveneuze hypertensie ontstaat interstitieel en alveolair longoedeem, met kortademigheid en hypoxemie tot gevolg. In dit deel van het hoofdstuk zal worden ingegaan op de kliniek en behandeling van dit ziektebeeld, terwijl ook aandacht wordt gegeven aan de differentiële diagnose en prognose van dit ziektebeeld, dat in de dagelijkse praktijk van de cardiologie frequent voorkomt.

KLINISCHE ASPECTEN

De opvang in eerste instantie van deze zieke patiënten richt zich op herstel van circulatoire en ventilatoire verstoringen. Deze zijn vaak dermate ernstig dat behandeling voorafgaat aan verdere (differentiële) diagnostiek. Het komt er dus op aan met eenvoudig klinisch onderzoek snel een beeld te krijgen over de oorzaak van de dyspneu. Wanneer de toestand door behandeling is verbeterd, is het in tweede instantie zaak een idee te krijgen over de achterliggende oorzaak van het acute hartfalen. Net als bij anemie geldt: hartfalen is geen diagnose maar een symptoom van een achterliggende ziekte.

Bij de patiënt die zich presenteert met plotselinge heftige kortademigheid is de anamnese daardoor vaak moeizaam. Van kernbelang zijn een eventueel cardiale of pulmonale voorgeschiedenis, de aanwezigheid van ischemische pijn op de borst en eventueel uitlokkende factoren (intercurrente ziekte met koorts bij bekend chronisch hartfalen, dieet- of medicatiefouten). Een pulmonale voorgeschiedenis, productieve hoest met purulent sputum doen de gedachten gaan naar een longaandoening als achterliggende oorzaak.
Ook het lichamelijk onderzoek in de acute fase is beperkt, de beoordeling van het hart wordt bemoeilijkt door de toestand van de patiënt en de longgeluiden. De bloeddruk is van groot belang, want hypotensie in combinatie met longoedeem is een prognostisch omineus teken. Bij de auscultatie van de longen pleiten crepitaties en vochtige rhonchi voor longoedeem. Ook hepatomegalie en perifeer oedeem pleiten voor hartfalen, maar hebben een laag negatief voorspellende waarde.

Onmisbaar aanvullend onderzoek bestaat uit elektrocardiografie ter detectie van myocardischemie of hartritmestoornissen, thoraxfoto ter bevestiging en documentatie van longveneuze stuwing en longoedeem en analyse van het arteriële bloedgas ter beoordeling van de ernst van de ventilatoire verstoring en de noodzaak tot kunstmatige beademing.
Bij de differentiële diagnostiek van cardiale en niet-cardiale oorzaken van dyspneu kan bepaling van neurohormonen, bijvoorbeeld BNP, van nut zijn.[9,10]

De behandeling van acuut hartfalen bestaat primair uit het verlagen van de verhoogde vullingsdruk. Hoewel diuretica in het standaardpakket van de behandeling zitten, moet bedacht worden dat niet iedere patiënt met hartfalen ook een verhoogd circulerend volume heeft. Deze middelen werken daar veeleer door hun vasodilaterend effect. Waar in vroeger jaren de aderlating nog werd gebruikt om de veneuze druk te laten dalen, wordt daarvoor tegenwoordig nitroglycerine intraveneus toegediend, en in het acute stadium ook sublinguaal. Een sterk verhoogde bloeddruk betekent voor het hart een hoge afterload, die effectief kan worden bestreden met intraveneuze nitroprusside. Toediening van morfine maakt de ademnood minder en leidt daarmee tot een afname van de sympathicotonus. Meestal lukt het om een asthma cardiale met deze middelen te bestrijden. Wanneer echter de bloedgaswaarden onvoldoende verbeteren, kan het nodig zijn de patiënt te beademen. Door de afname van sympathicotonus na sedatie kan daarna de bloeddruk sterk dalen. Soms is het dan zelfs ook nodig volume-expansie te geven.[11] Bij hypotensie en een persisterend lage cardiac output zijn inotropica als dobutamine, dopamine en noradrenaline op hun plaats. Bij dergelijke gecompliceerde gevallen kan hemodynamische bewaking met een Swan-Ganz-katheter van nut zijn. In sommige gevallen kan mechanische ondersteuning van de circulatie (ballonpomp, assist-device) nuttig zijn.

DE ACUTE FASE VOORBIJ: OP ZOEK NAAR DE OORZAAK

Na de heroïek van de acute fase is het tijd voor bezinning over de achterliggende oorzaak, die bij alle patiënten met hartfalen moet worden opgezocht. Daarnaast is het zinvol om luxerende factoren te identificeren die het achterliggende cardiale substraat klinisch manifest hebben gemaakt.

Bij de oorzaken van hartfalen is een eerste onderverdeling het onderscheid tussen diastolisch versus systolisch hartfalen. In een groot onderzoek met meer dan 100.000 Amerikaanse patiënten was er bij 51% een behouden systolische functie.[12] Dit betrof vaker vrouwen, ouderen en mensen met hypertensie. Zij hadden minder vaak een myocardinfarct in de voorgeschiedenis. De mortaliteit was minder dan in de groep met gestoorde systolische functie, 2,8 versus 3,9%. Risicofactoren voor overlijden waren lage bloeddruk (RR < 125 systolisch) en gestoorde nierfunctie.[13] Diastolisch hartfalen is ook echt diastolisch hartfalen en niet een voorbijgaande systolische functiestoornis of mitralisinsufficiëntie. Dit blijkt uit echocardiografie bij 38 patiënten met hypertensief asthma cardiale zowel in het acute stadium als één tot drie dagen later. Bij zestien van de achttien patiënten met een normale EF na behandeling was deze ook > 50% in het acute stadium.[14]

Coronarialijden is een veel voorkomende achterliggende oorzaak. Denk daarbij aan een oud infarct met gestoorde LV-functie, waarbij dan een luxerende factor optreedt. Myocardischemie met een onderliggende normale LV-functie als oorzaak van acuut hartfalen komt minder vaak voor. Dit wijst op een groot gebied van ischemie, waarbij dan longstuwing optreedt ten gevolge van een combinatie van systolische en diastolische disfunctie. Dit zal bijvoorbeeld het geval zijn bij ernstig drietakslijden en/of hoofdstamstenose. Als dan hartfalen met hypoxemie ontstaat, kan dit leiden tot secundaire circulaire subendocardiale ischemie en hypotensie en komt de patiënt in een neerwaartse vicieuze cirkel. In deze gevallen kan de intra-aortale ballonpomp van bijzonder belang zijn.

Wanneer ischemische mitralisklepinsufficiëntie optreedt, stijgt de vullingsdruk door de combinatie van diastolische disfunctie en het toegenomen vullingsvolume. Dit vitium wordt samen met andere hartklepgebreken als oorzaak van hartfalen apart besproken.[15]

Bij het onderzoek naar de achterliggende oorzaak is zorgvuldige klinische herbeoordeling inclusief herhaalde anamnese en lichamelijk onderzoek van belang. Revisie van elektrocardiogrammen kan myocardischemie aan het licht brengen. Niet iedere stijging van het troponine berust op achterliggend coronarialijden met ischemie; omgekeerd leidt het hartfalen zelf ook tot subendocardiale ischemie met gestegen troponine.
Spilpunt in de beoordeling vormt echocardiografie. Hiermee kan onderscheid worden gemaakt tussen systolisch en diastolisch hartfalen. Regionale asynergie pleit voor een ischemische oorzaak, terwijl klepgebreken met dopplertechnieken aan het licht komen en naar hun ernst ingedeeld worden. Ook de diastolische functie van het linkerventrikel wordt met dopplerechocardiografie beoordeeld.

LUXERENDE FACTOREN
Bij een onderliggende hartziekte wordt het hartfalen soms manifest als zich verwikkelingen voordoen die de hemodynamiek ongunstig beïnvloeden. Boezemfibrilleren is bij diastolische disfunctie een voor de hand liggend voorbeeld. Bij een gestoorde diastolische compliance in de setting van hypertensie, hypertrofische cardiomyopathie of aortaklepstenose leidt de hoge hartfrequentie en de daardoor bekorte diastolische vullingstijd tot een sterke stijging van de diastolische vullingsdruk. Op de langere termijn kan bij boezemfibrilleren een tachycardiomyopathie ontstaan, zodat deze ritmestoornis verandert van precipiterende tot oorzakelijke factor. Een tegenwoordig zeldzamer voorbeeld van door boezemfibrilleren uitgelokt hartfalen kan zich voordoen in gevallen van mitralisklepstenose.
Bij ernstige bradycardie kan ook kortademigheid ontstaan, maar slechts zelden een acuut ernstig hartfalen in rust. Een ventriculaire tachycardie roept hartfalen op zowel door verlies van atrioventriculaire synchroniciteit als door intraventriculaire asynchroniciteit.

Bij bekend hartfalen zijn dieet- en medicatiefouten een frequente oorzaak van ziekenhuisopname. Vandaar het succes van systematische voorlichting en begeleiding door de hartfalenverpleegkundige.

Koortsende ziekten, zwangerschap en anemie hebben een toegenomen cardiac output gemeen. Bij een onderliggende hartziekte schiet deze tekort en kan acuut hartfalen ontstaan.

Ook nierfunctiestoornissen zijn in dit verband van belang. Bij een afname van de glomerulaire filtratiesnelheid komt de volume- en zouthomeostase in het gedrang, zodat een onderliggend hartlijden aan het licht komt.

Het is van groot belang deze precipiterende factoren op te sporen en te behandelen, tenzij het onderliggend structureel hartlijden te verhelpen is.

PROGNOSE

De vooruitzichten van een patiënt met acuut hartfalen zijn onderzocht in het grote Amerikaanse ADHERE-onderzoek, waarin in 281 ziekenhuizen 148.000 patiënten met acute decompensatie werden gevolgd.[12] De mediane leeftijd was 75 jaar en 52% was vrouw. Bij driekwart was er een voorgeschiedenis van hartlijden. Hypertensie was bekend bij 73%, terwijl coronarialijden bij 57% was gedocumenteerd. De nierfunctie was gestoord bij 30% van de populatie. Ook in deze grote groep werd de hoge prevalentie van diastolisch hartfalen bevestigd: 53%. De behandeling omvatte bij 88% intraveneuze diuretica, bij 28% vaatverwijders of inotropica. Invasieve hemodynamische bewaking werd bij 4,1% toegepast, en dialyse of beademing bij respectievelijk 5,6 en 4,6%.

De ziekenhuissterfte was 3,9% onder de eerste 33.046 ingesloten patiënten. De belangrijkste prognostische variabelen waren gestoorde nierfunctie (ureum > 15 mM) en hypotensie. Bij mannen was de mortaliteit 4,5%, vergeleken met 3,9% bij de vrouwen. Systolische disfunctie was er bij 75% van de mannen en bij 55% van de vrouwen, en de prevalentie van coronarialijden was respectievelijk 66 en 53%.

Factoren van prognostisch belang die in dit onderzoek niet aan de orde kwamen zijn plasmaspiegels van neurohormonen als BNP en nt-proBNP, hyponatriëmie en anemie.

PATHOFYSIOLOGIE

Bij longoedeem stapelt water zich in de long op vanuit de bloedbaan over de alveolocapillaire membraan heen. Oorzaken hiervan zijn toegenomen intravasculaire hydrostatische druk (longveneuze hypertensie), afgenomen vasculaire oncotische druk (hypoalbuminemie), een beschadigde alveolocapillaire membraan (ARDS ten gevolge van direct of indirect trauma van de long) of lage intra-alveolaire druk (na drainage bij een grote pneumothorax).

De progressie van longoedeem is in drie stadia beschreven. In het eerste stadium is er abnormale lekkage van vocht uit de bloedvaten naar het interstitium, maar treedt geen oedeem op door een toegenomen lymfafvloed. Indien deze afvloed tekortschiet, stapelt zich in stadium 2 vocht in het longinterstitium op. Uiteindelijk zal er in stadium 3 vrij vocht in de alveoli terechtkomen.

DIFFERENTIËLE DIAGNOSTIEK

Niet alle longoedeem is cardiaal. Neurogeen longoedeem ontstaat bij intracraniële processen als trauma, epilepsie, herseninfarct of subarachnoïdale bloeding. De vermoedelijke oorzaak is excessieve sympathicotonus met verschuiving van bloedvolume van perifeer naar pulmonaal. Behandeling van het neurologisch lijden staat, naast ondersteuning van circulatie en ventilatie, op de voorgrond.

Bij eclampsie doet zich in 3-5% longoedeem voor. Ook hier wordt een belangrijke rol toegekend aan een toegenomen sympathicotonus met daarnaast hypertensie, overmatige infusie, hypoalbuminemie of gedissemineerde intravasale stolling als mogelijke boosdoeners.

In de directe cardiologische praktijk zijn cardioversie en cardiopulmonale bypass bekende maar zeldzame omstandigheden waarna zich niet-cardiaal longoedeem kan voordoen.

Van minder belang voor de dagelijkse cardiologische praktijk is het longoedeem dat zich bij hoogteziekte kan voordoen.[16]

Niet alle kortademigheid is cardiaal. De belangrijkste differentiële diagnose is pulmonale dyspneu; denk aan exacerbatie van chronisch obstructief longlijden of een status asthmaticus. Het onderscheid kan moeilijk zijn, ook een gezaghebbend leerboek als dat van Braunwald komt niet verder dan het in aanmerking nemen van cardiale versus pulmonale voorgeschiedenis, de aanwezigheid van cardiale versus pulmonale symptomen (hoesten van purulent sputum) en 'bubblier airway sounds' bij pulmonale dyspneu. Ook gebruik van BNP kan soelaas bieden, maar is geen perfect diagnosticum.

Een tweede belangrijke differentiële diagnose is longembolie. Belangrijk daarbij is een hoge 'index of suspicion' voor deze diagnose bij kortademigheid, en de kennis dat bij longembolie soms secundair longoedeem ontstaat.

Samengevat is het acute cardiogene longoedeem een voor de patiënt bedreigende ernstige ziekte, die echter in verreweg de meeste gevallen goed te behandelen is. Niet alleen daarom is dit een dankbaar ziektebeeld, ook de intellectuele exercitie die daarna nodig is om het ziektebeeld van de individuele patiënt te verklaren hoort bij de interessante uitdagingen die de alledaagse praktijk van de cardiologie ons biedt.

LITERATUUR

1 Maisel AS, Krishnaswamy P, Nowak RM, McCord J, Hollander JE, Duc P et al. Rapid measurement of B-type natriuretic peptide in the emergency diagnosis of heart failure. *N Engl J Med* 2002;**347**(3):161-7.
2 Mueller C, Scholer A, Laule-Kilian K, Martina B, Schindler C, Buser P et al. Use of B-type natriuretic peptide in the evaluation and management of acute dyspnea. *N Engl J Med* 2004;**350**(7):647-54.
3 Bindels AJ, Hoeven JG van der, Meinders AE. Pulmonary artery wedge pressure and extravascular lung water in patients with acute cardiogenic pulmonary edema requiring mechanical ventilation. *Am J Cardiol* 1999;**84**(10):1158-63.
4 Adams Jr KF, Fonarow GC, Emerman CL, LeJemtel TH, Costanzo MR, Abraham WT et al. Characteristics and outcomes of patients hospitalized for heart failure in the United States: rationale, design, and preliminary observations from the first 100,000 cases in the Acute Decompensated Heart Failure National Registry (ADHERE). *Am Heart J* 2005;**149**(2):209-16.
5 Yancy CW, Lopatin M, Stevenson LW, De Marco T, Fonarow GC. Clinical presentation, management, and in-hospital outcomes of patients admitted with acute decompensated heart failure with preserved systolic function: a report from the Acute Decompensated Heart Failure National Registry (ADHERE) Database. *J Am Coll Cardiol* 2006;**47**(1):76-84.
6 Gandhi SK, Powers JC, Nomeir AM, Fowle K, Kitzman DW, Rankin KM et al. The pathogenesis of acute pulmonary edema associated with hypertension. *N Engl J Med* 2001;**344**(1):17-22.
7 Pierard LA, Lancellotti P. The role of ischemic mitral regurgitation in the pathogenesis of acute pulmonary edema. *N Engl J Med* 2004;**351**(16):1627-34.
8 Voelkel NF. High-altitude pulmonary edema. *N Engl J Med* 2002;**346**(21):1606-7.
9 Horskotte et al. Diagnostic and therapeutic considerations in acute, severe mitral regurgitation: experience in 42 consecutive patiëets entering the intensive care unit with pulmonary edema. *J Heart Valve Dis* 1993;**2**:512-22.
10 Dekker AL et al. Intra-aortic balloon pumping in acute mitral regurgitation reduces aortic impedance and regurgitant fraction. *Shock* 2003;**19**:334-8.
11 Grigioni F et al.. Contribution of ischemic mitral regurgitation to congestive heart failure after myocardial infarction. *J Am Coll Cardiol* 2005;**45**:260-77.
12 Nishimura RA et al. Papillary muscle rupture complicating acute myocardial infarction: analysis of 17 patiënts. *Am J Cardiol* 1983;**51**:373-7.

13 Kishon Y et al. Mitral valve operation in postinfarction rupture of the papillary muscle: immediate results and long-term follow-up in 22 patiënts. *Mayo Clinic Proc* 1992;**67**:1023-30.
14 Cohn LH, Birjiniuk V. Therapy of acute aortic regurgitation. *Cardiol Clin* 1991;**9**:339-52.
15 Trimarchi S et al. Contemporary results of surgery in acute type aortic dissection: the international registry of acute aortic dissection experience. *J Thorac Cardiovasc Surg* 2005;**129**:112-22.
16 Pomar JL et al. Late tears in leaflets of porcine bioprostheses in adults. *Ann Thorac Surg* 1984;**37**:78-83.
17 Buttard P et al. Mechanical cardiac valve thrombosis in patients in critical hemodynamic compromise. *Eur J Cardiothorac Surg* 1997;**11**:710-3.
18 Lengyel M et al. Guidelines for management of left-sided prosthetic valve thrombosis: a role for thrombolytic therapy. Consensus conference on prosthetic valve thrombosis. *J Am CollCardiol* 1997;**30**:1521-6.
19 Graver LM et al. The risks and benefits of thrombolytic therapy in acute aortic and mitral prosthetic valve dysfunction: report of a case and review of the literature. *Ann Thorac Surg* 1988;**46**:85-8.
20 Fulda G et al. Blunt traumatic rupture of the heart and pericardium: a ten year experience (179-89). *J Trauma* 1991;**31**:167-73.
21 McDonald ML et al. Mitral valve injury after blunt chest trauma. *Ann Thorac Surg* 1996;**61**:1024-9.
22 Goldman L. Cardiac risk factors and complications in non-cardiac surgery. *Ann Surg* 1983;**198**:780-91.
23 Lengyel M et al. Recommendations for the management of prosthetic valve thrombosis. *J Heart Valve Dis* 2005;**14**:567-75.
24 Bonow RO et al. ACC/AHA 2006 Guidelines for the management of patients with valvular heart diseases. *Circulation* 2006;**114**:84-231.

Syncope

A.J.J. Aerts en J.L.R.M. Smeets

INLEIDING

Syncope is een relatief vaak voorkomend probleem in de dagelijkse praktijk. De oorzaken hiervan zijn nogal divers en ook de uitkomst van onderzoek kan zeer verschillend zijn (tabel 1).[1] De prognose van een syncope kan variëren van volledig onschuldig tot ernstig en levensbedreigend. Vasovagale of neurocardiogene reflexsyncope is veruit de meest voorkomende oorzaak van syncope.[1] Dit is meestal een onschuldige aandoening die geen uitgebreide diagnostiek en medische zorg behoeft. De aandoening is meestal te herkennen aan een typische anamnese. Het onderscheid met andere oorzaken van syncope of zelfs syncopeachtige beelden kan moeilijk of helemaal niet mogelijk zijn. Vooral in deze groep, die vroeger in de literatuur 'syncope van onbekende oorsprong' werd genoemd, werden vaak niet-geselecteerde en dure maar helaas ook weinig effectieve onderzoeken verricht.

Tabel 1. Oorzaken van syncope.

I Reflex syncope
- vasovagale syncope
    - typisch;
    - niet-typisch;
- sinus carotis syndroom
- situationeel wegraken
    - bij acute hevige bloeding;
    - hoesten en niezen;
    - gastro-intestinale prikkeling (slikken, defeceren, viscerale prikkeling);
    - mictie (post mictie);
    - na inspanning;
    - post prandiaal;
    - andere (bijv. blaasinstrument spelen, gewichtheffen);
- glossofaryngeale neuralgie

II Orthostatisch
- autonoom falen
    - primair autonoom falen (bijv. puur autonoom falen, multipele systeematrofie, ziekte van Parkinson met autonome disfunctie);
    - secundair autonoom falen (bijv. diabetesneuropathie, amyloïde neuropathie);
    - na inspanning;
    - post prandiaal;
    - vasoactieve medicatie en alcohol;
- medicatie en alcohol geïnduceerde orthostatische hypotensie
- volumedepletie
    - bloeding, diarree, ziekte van Addison;

III Hartritmestoornis
- sinusknoopdisfunctie (incl. brady-tachysyndroom)
- atrioventriculaire geleidingsstoornissen
- paroxismale supraventriculaire en ventriculaire tachycardie
- hereditaire syndromen (lang QT-intervalsyndroom, Brugada-syndroom)
- pacemaker (incl. ICD-)disfunctie
- medicamenteus geïnduceerde proaritmie

IV Structurele hart- of hartlongziekten
- obstructief hartkleplijden
- acuut myocardinfarct/-ischemie
- obstructieve cardiomyopathie
- atriaal myxoom
- acute aortadissectie
- pericardaandoeningen/tamponade
- longembolie/pulmonale hypertensie

V Cerebrovasculair
- vasculair steal syndroom

Het is daarom van groot belang dat de aanpak en het beleid van een patiënt die zich presenteert met een syncope goed gestructureerd en efficiënt kunnen verlopen. Helaas wordt in de literatuur nogal verschillend over syncope en andere syncopeachtige beelden gesproken. Door de verschillen in de patiëntenselectie kunnen resultaten van onderzoeken vaak niet worden vergeleken.[2] Ook het feit dat patiënten met syncope door verschillende specialismen kunnen worden behandeld maakt dat een standaardisatie in de aanpak en behandeling van patiënten met syncope tot dusver nog steeds niet is gerealiseerd.

Protocollen beogen de effectiviteit in de aanpak en behandeling van medische problemen te verbeteren. Een voorwaarde hiertoe is allereerst een standaardisering van begrippen en beleidslijnen.

Om tegemoet te komen aan de noodzaak tot standaardisering van de aanpak en behandeling van patiënten met syncope is door de Task Force on Syncope van de Europese Vereniging voor Cardiologie een rapport opgesteld met Europese richtlijnen. Hierin wordt syncope gedefinieerd als een tijdelijk optredend bewustzijnsverlies gewoonlijk leidend tot houdingsverlies, niet veroorzaakt door een externe oorzaak, zelflimiterend, spontaan, meestal spoedig en volledig herstel. De oorzaak van een syncope wordt in de nieuwe definitie omschreven als een tijdelijk tekortschieten van de cerebrale doorbloeding.[3]

Dit document vormt de basis van de behandeling van dit onderwerp en bestaat in verschillende vormen. Behalve het uitgebreide document, de originele versie 2001 en de update van 2004, waarin het volledige oeuvre van syncope wordt behandeld, is er een handzame 'how to do' pocketversie, waarvan ook een Nederlandse vertaling is uitgebracht, alsook een uitgebreide samenvatting van het originele document, de zogeheten 'executive summary', die binnenkort in een Nederlandse vertaling wordt gepubliceerd.

De opzet van dit hoofdstuk is te komen tot een gestandaardiseerde beleidsmatige aanpak van het fenomeen syncope door een beter inzicht in de materie. Dit beoogt een betere en vooral efficiëntere aanpak en behandeling van patiënten met syncope. Ook het wetenschappelijk onderzoek naar syncopegerelateerde onderwerpen zal in belangrijke mate kunnen profiteren van de standaardisering.

PATHOFYSIOLOGIE VAN VASOVAGALE OF NEUROCARDIOGENE REFLEXSYNCOPE

De term vasovagale syncope werd in 1932 geïntroduceerd door Sir Thomas Lewis.[4] Hij omschreef de aandoening als een reflexmatige daling van de bloeddruk en hartfrequentie. Als oorzaak veronderstelde hij een afwijkende reactie van de bloeddrukregulatie tijdens rechtop staan. Het concept van een reflexboog werd door Von Bezold in 1867 verder onderbouwd door de mogelijke aanwezigheid van mechanoreceptoren in het hart. Deze werden uiteindelijk in 1937 door Jarisch en medewerkers aangetoond in het myocard.[5] De hieruit gepostuleerde Bezold-Jarisch-reflex beschrijft een remmende invloed op de sympathicus door activatie van deze mechanoreceptoren, waardoor een overstimulatie van de parasympathicus kan ontstaan met als gevolg een bradycardie en hypotensie, meestal leidend tot syncope.

Dit concept van de vasovagale syncope heeft jarenlang standgehouden. Steeds vaker wordt echter evident dat ook andere factoren bij het ontstaan van een vasovagale syncope zijn betrokken. Adaptieve stoornissen in het autonome zenuwstelsel, een afwijkende baroreflexgevoeligheid en neurohormonale huishouding lijken een steeds duidelijker rol te spelen in het pathofysiologische mechanisme van vasovagale syncope.[6,7] Zelfs een erfelijke invloed behoort tot de mogelijkheden.[8]

Epidemiologie
Verschillende onderzoeken tonen aan dat syncope een relatief veelvoorkomende aandoening is in de algemene praktijk. Circa 3-5% van de bezoeken aan een afdeling Spoedeisende Hulp of 1-3% van de opnamen in een ziekenhuis[9,10] vinden plaats vanwege syncope. Wanneer vooral wordt gelet op de verschillen in selectie tussen de diverse epidemiologische studies, zijn betrouwbare gegevens over het voorkomen van syncope in de algemene populatie niet voorhanden.
De beschikbare gegevens duiden niet op een groot verschil in de diverse leeftijdscategorieën. Hoe dan ook, in sommige studies onder jongeren tot 30 jaar heeft 25% wel eens een syncope ervaren in zijn leven. In de leeftijdscategorie van 40-59 jaar bedraagt dit 16% gedurende een follow-upinterval van tien jaar. Bij ouderen van 70 jaar en ouder is er ook nog altijd een percentage van 23 gedurende eenzelfde periode. Behalve de beperking van de verschillen in selectie zijn genoemde getallen waarschijnlijk ook een onderschatting, omdat veel patiënten met syncope geen medische hulp zoeken.[3]

Prognose
De prognose hangt sterk af van de oorzaak van een syncope. Bekend is uit studies verricht in de jaren tachtig van de vorige eeuw dat een cardiale syncope een beduidend slechtere prognose heeft dan een niet-cardiale syncope. De eenjaarsincidentie van de mortaliteit bedroeg 24% in de cardiale syncopegroep versus 3-4% in de niet-cardiale groep. Uit deze studies bleek onder andere dat een cardiale syncope een onafhankelijke predictor is van mortaliteit of plotselinge dood.[11,12]
Voor vasovagale syncope geldt dat de prognose uitstekend is. Uit diverse follow-upstudies is gebleken dat patiënten bij wie de diagnose vasovagale syncope is gesteld met een tilttest, een uitstekende prognose hebben met een mortaliteit van ongeveer 0%.[13-15]
De tilttest, hoewel zeer geschikt voor onder andere de diagnose, blijkt in diverse follow-upstudies minder geschikt te zijn om de kans op herhaling te voorspellen. Dit geldt vooral voor de passieve tilttest. In enkele kleine studies is aangetoond dat een farmacologisch gestimuleerde tilttest wel de kans

op herhaling kan voorspellen, maar dit dient in grotere prospectieve studies te worden bevestigd.[16,17]

Socio-economische factoren
Ondanks de goede prognose kan vasovagale syncope een belangrijke impact hebben op de levenskwaliteit van de patiënt en zijn omgeving. De kans op herhaling binnen een jaar kan wel 50% bedragen en beperkingen in de kwaliteit van leven kunnen gelijkwaardig zijn aan andere chronische aandoeningen zoals reumatoïde artritis.[18] Een jonge leeftijd (< 40 jaar) en uitgebreide symptomatologie zijn risicofactoren die de kans op herhaling van een syncope verhogen.
Een ander zeker niet minder belangrijk aspect zijn de kosten die gemaakt kunnen worden bij de evaluatie van patiënten met syncope. Het ontbreken van goede richtlijnen voor aanpak en behandeling van syncope leidde in het verleden tot onnodige diagnostiek en dus hoge kosten bij niet-geselecteerde patiënten. Data uit de Verenigde Staten tonen aan dat gemiddeld $4000 ($1000-16.000) aan diagnostiek werd besteed alvorens een diagnose van vasovagale syncope werd gesteld.[19,20]

Diagnostiek van vasovagale syncope
Het uitgangspunt voor de eerste evaluatie van een patiënt met syncope is steeds het afnemen van een uitgebreide anamnese. Hierbij dient ook een heteroanamnese te worden betrokken. Vervolgens wordt grondig lichamelijk onderzoek verricht, waarbij ook orthostatische hypotensie dient te worden uitgesloten. Ware syncope dient van niet-syncopeachtige beelden, zoals epilepsie, gedifferentieerd te worden. Bij de meerderheid van de jonge patiënten zal men dan de diagnose vasovagale syncope kunnen stellen aan de hand van de typische anamnese en een afwezigheid van een structurele hartziekte.[21,22] Ander onderzoek dan een routine 12-afleidingen-ECG is niet geïndiceerd.

Wanneer de initiële evaluatie geen oorzaak van de syncope oplevert, dient verder onderzoek plaats te vinden voor differentiatie tussen cardiale en niet-cardiale oorzaken.[23] Bij vermoeden van een cardiale syncope (aanwezigheid van een structurele hartziekte, ritmestoornis, coronaire hartziekte), dient gezien de belangrijke prognostische betekenis een cardiale evaluatie plaats te vinden. Deze bestaat uit een echocardiografie, inspanningsonderzoek, 24 uurs-Holter-monitoring en indien noodzakelijk een externe of implanteerbare 'loop recorder' Reveal® en elektrofysiologische studie. Indien dit niets oplevert, is onderzoek naar een neurocardiogene of vagale oorzaak aangewezen.[3,24]

Bij patiënten zonder duidelijke aanwijzingen van een structurele hartziekte, is diagnostiek naar een neurocardiogene of vagale oorzaak van toepassing in geval van herhaaldelijke of ernstige syncope. De diagnostiek hiervoor bestaat uit de tilttest en sinus carotismassage en, indien negatief, een verlengde uitwendige of implanteerbare ECG-monitoring. Binnen deze categorie is in de meerderheid van de gevallen met een enkelvoudige of sporadisch optredende syncope deze bevestigende diagnostiek meestal niet nodig.

De tilttafel is een onderzoekstafel met voetsteun die tijdens het onderzoek tot een bijna verticale positie (mechanisch of met behulp van een elektromotor) wordt gekanteld. Tijdens het onderzoek wordt met behulp van een continue ECG-registratie en een automatische bloeddrukmeter de bloedsomloop gecontroleerd.[25] Afhankelijk van het gekozen tiltprotocol, kan er na de zogeheten passieve tiltfase (20-30 min) een dosis nitroglycerine sublinguaal (0,3 mg) worden gesprayd om de gevoeligheid van de test succesvol te verhogen.[26] Andere protocollen, die isoprenaline of adenosine als farmacologische stimulatie gebruiken, worden in Nederland minder frequent toegepast.

Dat de tilttest in Nederland – ondanks de implementatie binnen de richtlijnen voor de aanpak en behandeling van syncope – nog relatief weinig wordt gebruikt, heeft te maken met het feit dat het onderzoek in een drukke praktijk nogal tijdrovend is.

De tilttest vormt anno 2006 nog steeds een unieke methode om simultaan de verschillende hemodynamische, centraal-autonome en neurohormonale aspecten van een vasovagale syncope te onderzoeken. Bovendien is het onderzoek niet invasief, bij gebruik van sublinguale nitroglycerine, en relatief goedkoop. Belangrijke bijwerkingen zijn er niet, hoewel incidenteel coronaire incidenten en/of aritmieën worden beschreven, vooral bij het gebruik van catecholaminen als stimulans.[27]

Behandeling van vasovagale syncope
Het doel van de behandeling is gericht op het voorkómen van een herhaling en gerelateerde lichamelijke letsels alsook het verbeteren van de kwaliteit van leven.
Alle patiënten met een vasovagale syncope dienen uitleg te krijgen over het ontstaansmechanisme, de uitlokkende factoren (drukke omgeving, uitdro-

ging, warmte etc.) en het leren herkennen van de eerste symptomen. Zo kunnen ze snel tegenmaatregelen nemen en een syncope voorkómen (gaan liggen, spierkrachtmanoeuvres etc.).
Aanvullende behandeling is alleen nodig als de hiervoor genoemde maatregelen onvoldoende hulp bieden. Dit kan het geval zijn bij frequente aanvallen van syncope die zonder herkenbare prodromen optreden. Hierdoor kan de syncope een trauma veroorzaken of optreden in een 'high risk setting'. Een syncope die tijdens een 'high risk setting' (bijv. bij besturen van een voertuig, bedienen van machine, piloot, glazenwasser, atleet) optreedt kan ook een aanvullende behandeling noodzakelijk maken.

De behandeling van vasovagale syncope kan worden onderverdeeld in:
– non-farmacologisch;
– farmacologisch;
– pacemakertherapie.

Non-farmacologisch
Om recidieven te voorkomen dan wel beheersbaar te maken, is het meestal afdoende de patiënten uitleg te geven over het mechanisme en de uitlokkende factoren van vasovagale syncope en het leren anticiperen hierop. Indien deze maatregelen onvoldoende zijn, kan men adviseren 'volume expanders' te gebruiken, eventueel in combinatie met een verhoogde zoutintake.[28] Sommige patiënten hebben echter wel aanvullende behandeling nodig. Recentelijk zijn belangrijke successen behaald met de toepassing van zogeheten countermanoeuvres bij patiënten met dreigende vasovagale syncope. Het leren aanspannen van spieren in benen, armen en buik bij het begin van symptomen kan een vagale syncope voorkomen.[29] Het mechanisme hiervan ligt waarschijnlijk in een acute en tijdelijke verhoging van de perifere weerstand en cardiac output, waardoor de reflexmatige vagale veranderingen van de bloedsomloop worden geantagoneerd. Preventief kan ook de zogeheten tilttraining zijn, waarbij er bij gemotiveerde patiënten een desensitisatie van de vagale reflex kan worden verkregen met een afname van symptomen.[30] Het nadeel hiervan is, dat bij beëindiging van de training de gevoeligheid kan terugkeren.

Andere zinvolle maatregelen die de vagale gevoeligheid kunnen verminderen zijn een 10° tilt slaappositie en een milde sportbeoefening. Indien patiënten met vagale syncope vasoactieve medicatie gebruiken, kan het zinvol zijn om deze aan te passen.[31]

Farmacologisch

Farmacologisch is tot dusverre een uitgebreid scala van geneesmiddelen onderzocht op hun werking bij patiënten met vasovagale syncope: bètablokkers, disopyramide, scopolamine, clonidine, theofylline, fludrocortison, efedrine, midodrine, serotonine re-uptake remmers, ACE-inhibitors. Geen van deze middelen bleek bij patiënten met vasovagale syncope op langere termijn superieur ten opzichte van placebo.[32] Vooral voor de vaak als eerste keus gebruikte bètablokker is in een recente meta-analyse geen wetenschappelijk bewijs gevonden.[33] Midodrine is een vasoconstrictief geneesmiddel dat vooral effectief is gebleken bij de behandeling van orthostatische hypotensie of perifeer autonoom falen met hypotensie. Hoewel bij vagale syncope het bewijs van de effectiviteit van dit middel veel minder duidelijk is, kan het effectief zijn bij vooral de puur vasodepressieve vorm van vagale syncope, die zich hoofdzakelijk kenmerkt door tensiedaling. De beperkte langetermijntolerantie van dit middel maakt het niet geschikt voor niet-geselecteerde patiënten of langere termijngebruik. Bovendien wordt het niet vergoed en is de dagprijs hoog.

Pacemakertherapie bij vasovagale syncope

Het optreden van bradycardie of zelfs asystolie tijdens vasovagale syncope vormt de hoeksteen voor de behandeling van vasovagale syncope met pacemakertherapie. In vijf grote multicentrische gerandomiseerde en gecontroleerde studies werd de effectiviteit van pacemakertherapie onderzocht. In totaal werd bij 318 patiënten in deze studies een pacemaker geïmplanteerd en werd de effectiviteit tijdens de aan/uit-periode onderzocht. Het bleek dat met de 'pacemaker uit' 44% van de patiënten een recidief van syncope kreeg tegenover 22% met de 'pacemaker aan' ($p < 0,001$). Door verschillen in methodiek en patiëntenselectie in deze studies kan pacemakertherapie alleen voor een selecte populatie worden gebruikt met frequente aanvallen die onvoldoende reageren op conventioneler middelen, of ernstige vasovagale syncope met letsel, ouder dan 40 jaar, en een cardio-inhibitoire respons. Verder onderzoek naar een betere selectie van patiënten die baat hebben bij een pacemaker is noodzakelijk.[3,34,35]

De 'loop recorder' Reveal® lijkt een nieuwe aanwinst te zijn om patiënten te selecteren die het meeste baat hebben bij pacemakertherapie bij vasovagale syncope. Bij deze patiënten, met een positief loop recorder resultaat voor een cardio-inhibitore respons, blijkt pacemakertherapie zeer effectief te zijn en te resulteren in een 80% relatieve risicovermindering voor recidief van syncope.[36] Het nadeel van een dergelijke strategie is uiteraard het invasieve karakter van de methode en de hiermee gepaarde gaande kosten.

CARDIALE SYNCOPE

Een cardiale reden voor een syncope wordt slechts bij een kleinere groep patiënten gevonden. Een aantal oorzaken ligt voor de hand en wordt meestal al bij anamnese, lichamelijk onderzoek en na het vervaardigen van het ECG duidelijk. Voorbeelden hiervan zijn een ernstige aortastenose en een grote longembolie. Een zeldzamere oorzaak, die vaak pas bij lichamelijk onderzoek vermoed en bij echocardiografisch onderzoek wordt bevestigd, is een atriaal myxoom. Dit is een meestal gesteelde en relatief mobiele tumor. Soms kan dit myxoom tijdelijk de mitralisklep afsluiten en een syncope tot gevolg hebben.

De meest voorkomende cardiale oorzaken voor syncope zijn ritme- en/of geleidingsstoornissen.

Geleidingsstoornissen

Het sinoatriaal blok
Bij het ouder worden zal het functioneren van de sinusknoop verslechteren door toenemende fibrosevorming. Dit kan zowel de impulsformatie als de impulsgeleiding betreffen. Klinisch uit zich dit vaak als een sick sinus syndroom, waarbij enerzijds boezemfibrilleren met een hoge kamerfrequentie optreedt, en anderzijds sinusarresten al dan niet met een syncope bij het termineren van het fibrilleren kunnen optreden (zie figuur 1). De anamnese zal deze diagnose al doen vermoeden. Vaak kan deze vermoede diagnose worden bevestigd met een ECG en/of Holter-registratie. Uitdrukkelijk dient gesteld te worden dat dit een syndroom is van de oudere patiënt.
Wanneer een SA-blok op jonge leeftijd optreedt, moet intensief onderzoek volgen. Zeker wanneer dit samengaat met boezemfibrilleren en atrioventriculaire (AV-)geleidingsstoornissen (eventueel samen met kamerritmestoornissen) moet aan channelopathie worden gedacht (Brugada-achtige varianten e.d.).

Het atrioventriculaire blok
Op jongere leeftijd komen AV-geleidingsstoornissen zelden voor. Bij patiënten die een gecorrigeerd corvitium hebben, kunnen ze echter voorkomen.

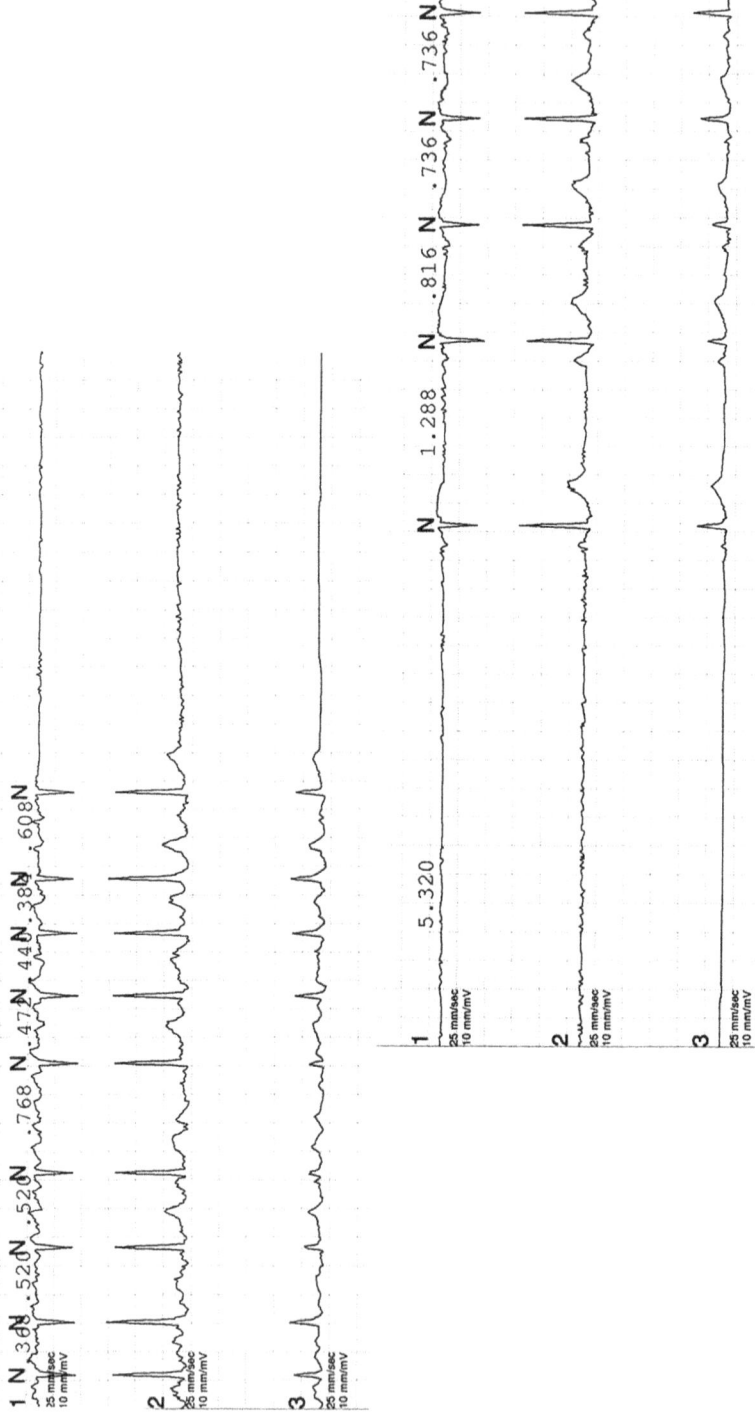

Figuur 1. Een continue recording van terminatie van boezemfibrilleren (bovenste deel), sinusarrest van 5,3 seconden en sinusritme. Hierbij treden geringe duizeligheidsklachten op.

Ook bij een niet-behandelde tekenbeet (ziekte van Lyme) kunnen AV-geleidingsstoornissen optreden. Deze zijn in de regel proximaal in de AV-knoop gelokaliseerd en volledig reversibel bij adequate antibiotische behandeling.
Bij de oudere patiënt dient een onderscheid te worden gemaakt in het type AV-geleidingsstoornis. Het typische AV Wenckebach-blok gedraagt zich als volgt: de P-top wordt gevolgd door een QRS-complex, waarbij de AV-geleidingstijd geleidelijk toeneemt, totdat een moment komt dat een P-top niet meer wordt gevolgd door een QRS-complex. Soms kan dit aanleiding geven tot een hooggradig blok (tweede- en derdegraads AV-blok). Aangezien de locatie van het geleidingsprobleem hoog in het geleidingssysteem zit, zal er altijd een adequaat escape ritme optreden. Duizeligheid zal op de voorgrond staan als klinisch symptoom. Slechts zelden zal dit een syncope veroorzaken.

Bij het Mobitz-type-II-blok zal een P-top, zonder frequentieverandering van de sinusknoop plots uitvallen. Of een escape ritme zal ontstaan, is minder goed te voorspellen. Dit wordt veroorzaakt doordat deze geleidingsstoornis in de bundel van His of eronder is gelokaliseerd. Het escape ritme hier is onbetrouwbaar en kan lange arresten (tot VF toe) veroorzaken.
Wanneer bij Holter-analyse één episode wordt geregistreerd met een typisch Mobitz-II-blok is de indicatie voor pacemakerimplantatie duidelijk.

RITMESTOORNISSEN
Supraventriculaire ritmestoornissen zullen in de regel optreden bij relatief jonge mensen die geen structureel hartlijden hebben. Ook al kunnen deze ritmestoornissen snel zijn (200-240 per minuut), ze zullen 'slechts' duizeligheidsklachten veroorzaken; zelden zullen ze een syncope veroorzaken. Wanneer dit wel het geval is, moet men bedacht zijn op enkele zeldzamere uitzonderingssituaties. Boezemfibrilleren bij een WPW-patiënt kan soms door een heel korte refractaire periode van de extra bundel aanleiding geven tot zeer hoge kamerfrequenties, waarbij een syncope kan optreden. De geleiding kan zelfs zo snel over de extra bundel zijn dat er kamerfibrilleren ontstaat. Ook bij de WPW-patiënt moet men in het geval van een syncope denken aan een antidrome cirkeltachycardie (figuur 2). Hierbij gaat de anterograde geleiding over de extra bundel naar de kamer toe; en vervolgens via de kamerspier naar geleidingsweefsel of tweede extra verbinding terug naar de boezem. Aangezien de ventriculaire activatie geen gebruikmaakt van het geleidingsweefsel, zal de pompfunctie door gebrek aan synchronisatie tekortschieten. Een derde supraventriculaire ritmestoornis die aanleiding kan geven tot een syncope is de boezemflutter. De frequentie van deze ritmestoor-

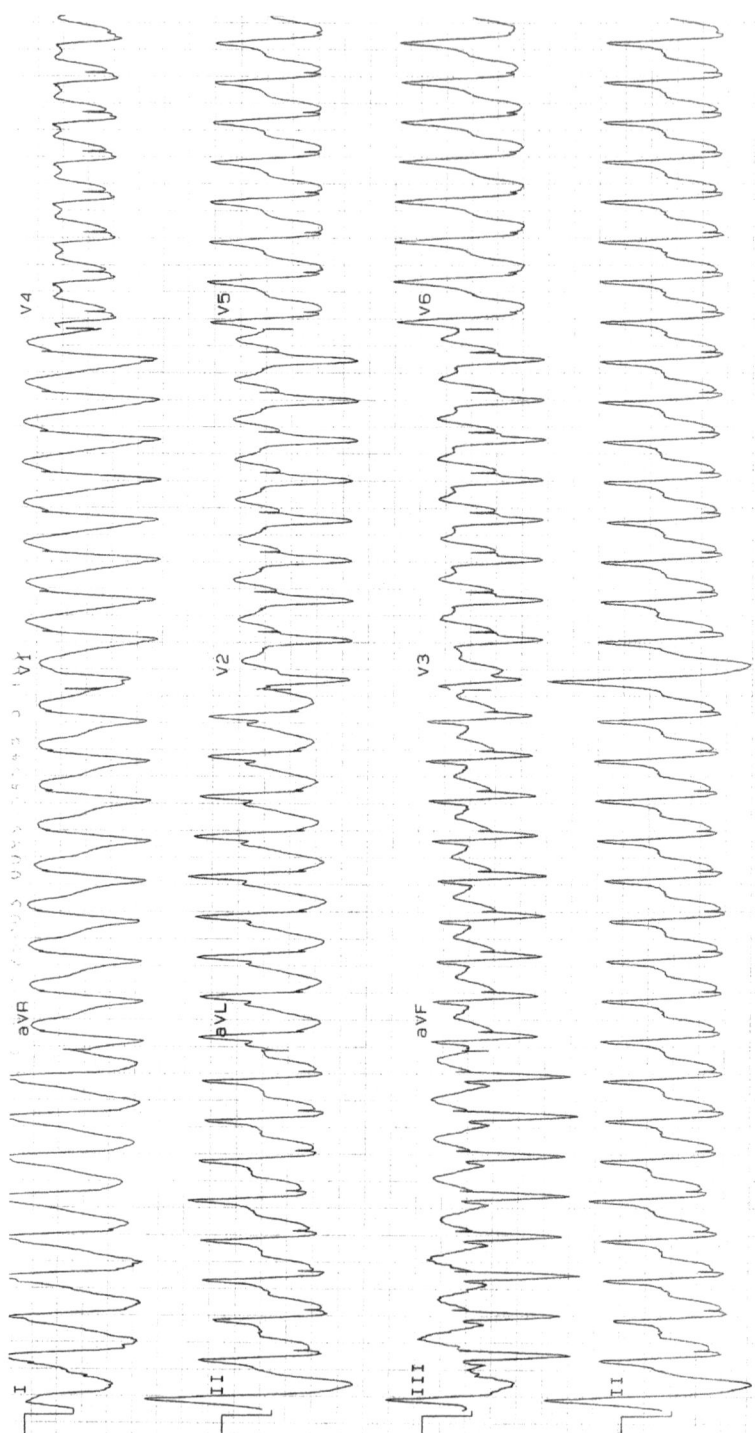

Figuur 2A. Een twaalfkanaals registratie van een antidrome tachycardie.

SYNCOPE

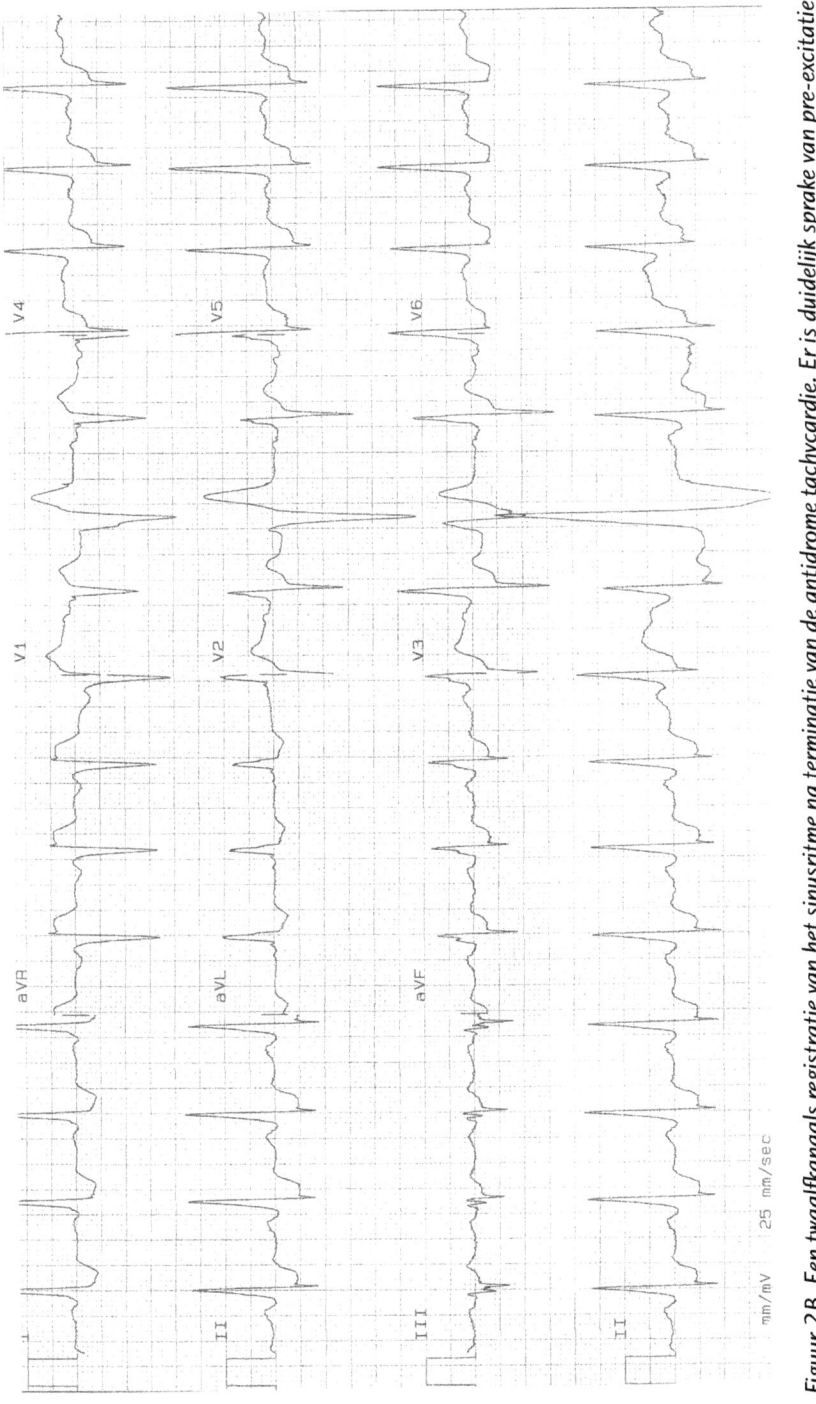

Figuur 2B. Een twaalfkanaals registratie van het sinusritme na terminatie van de antidrome tachycardie. Er is duidelijk sprake van pre-excitatie.

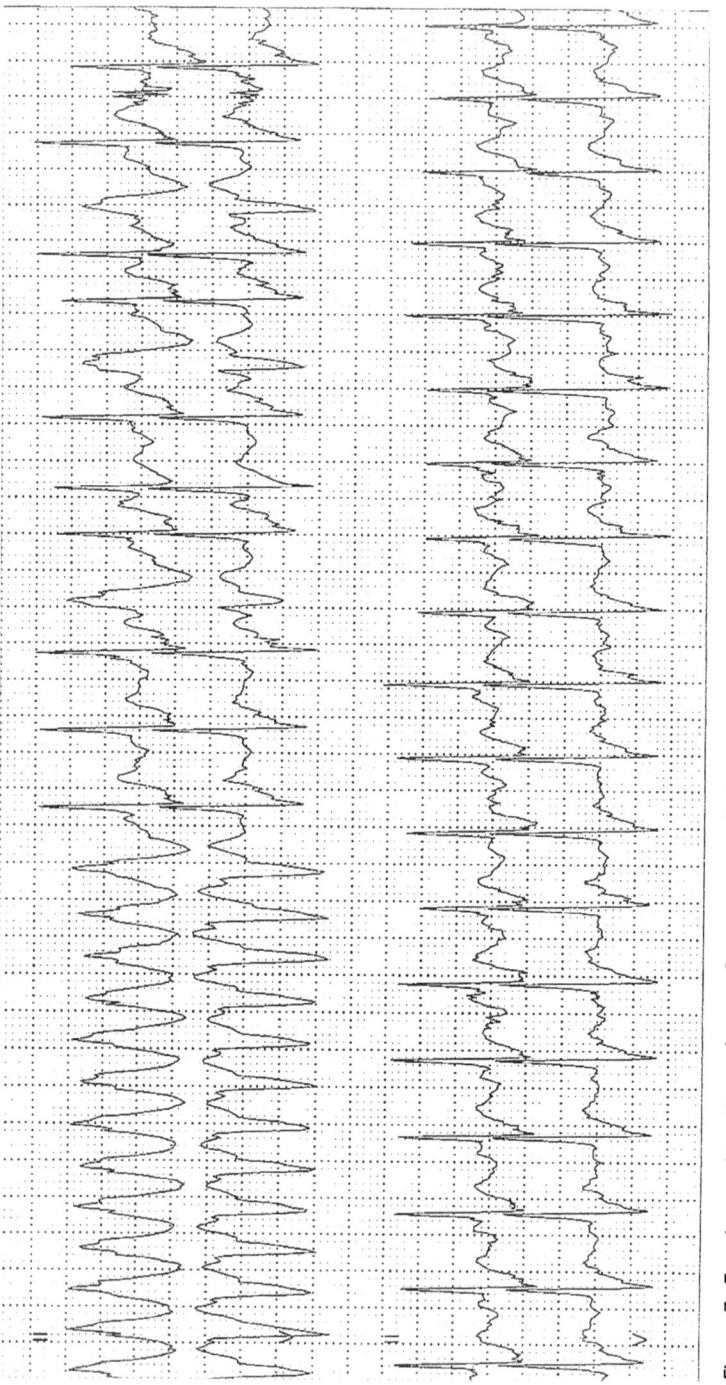

Figuur 3. Een ritmeregistratie van boezemflutter met een deel 1 : 1 -geleiding.

nis is op boezemniveau 300 slagen per minuut. Onder normale omstandigheden kan de AV-knoop deze frequentie niet volgen en zal de boezem impulsen 2 : 1 of 3 : 1 naar de kamer voortgeleiden. Tijdens hoge adrenerge activiteit (sport, extreme spanning) kan de AV-knoop echter, zeker bij jonge mensen, soms kortdurend 1 : 1 geleiden met een syncope tot gevolg (figuur 3).

Ventriculaire ritmestoornissen
In structureel normale harten zal ook een kamertachycardie in de regel hemodynamisch verdragen worden. Idiopathische kamertachycardieën (zonder aantoonbaar structurele hartafwijkingen) kunnen zowel in de rechter- als in de linkerkamer hun oorsprong hebben. Beide kunnen duizeligheidsklachten geven, een syncope is echter zeldzaam. Deze vormen van kamerritmestoornissen treden vooral op bij jongere mensen (< 40 jaar) en hebben een specifiek ECG-patroon tijdens de tachycardie. Aanvullend onderzoek (echo, katheterisatie, MRI) laat geen afwijkingen zien.

Syncope en levensbedreigende ritmestoornissen kunnen bij jonge mensen voorkomen. De omstandigheden waarbij dit kan voorkomen zijn structurele hartafwijkingen (cardiomyopathie) of elektrische afwijkingen.
Voorbeelden van cardiomyopathieën zijn: aritmogeen rechterventrikel cardiomyopathie (ARVC), hypertrofische cardiomyopathie (HCM), gedilateerde cardiomyopathie (CMP) en restrictieve cardiomyopathie.

Bij ARVC is een deel van de spier van de rechterkamer vervangen door vet- en bindweefsel. Hierdoor ontstaan als het ware littekengebieden in de rechterkamer die het substraat vormen voor kamerritmestoornissen. Opvallend is dat deze vet- en bindweefselveranderingen vooral in de instroombaan, in de apex en in de uitstroombaan van het rechterventrikel voorkomen. ARVC kan als geïsoleerde casus (geen ander familielid heeft de cardiomyopathie) voorkomen. Soms echter zijn meerdere leden van een familie aangedaan. Niet zelden zijn er in deze families één of meerdere plotselinge sterfgevallen te betreuren op jonge leeftijd. Ook als de linkerkamer tekenen van vervetting vertoont is dit prognostisch een ongunstig teken. Er zijn meerdere genetische veranderingen aangetoond die geassocieerd zijn met de ARVC.[37] Er zijn meerdere genotypische veranderingen beschreven die lijden tot eenzelfde fenotype.

Bij de hypertrofische cardiomyopathie (HCM) is er een niet-fysiologische verdikking van de hartspier. De verdikking wordt veroorzaakt door een toename van het aantal spiervezels, maar vooral ook door de verandering van de normale spiervezeloriëntatie. Bij HCM is er sprake van een disarray; met andere woorden, de vezels lopen kriskras door elkaar heen, terwijl een longitudinale vezelschikking normaal is. In deze chaos van vezels kan een aantal ritmestoornissen optreden: polymorfe, nonsustained VT's (met eventueel een syncope) en VF (met cardiac arrest).

Bij gedilateerde en restrictieve cardiomyopathieën kunnen kamertachycardie en kamerfibrilleren voorkomen.

Verder kunnen, in het bijzonder bij jongere patiënten, afwijkingen voorkomen in de elektrische eigenschappen[38] van de hartspier. Voorbeelden hiervan zijn: verschillende vormen van het lange QT-syndroom, korte QT-syndroom, catecholamine geïnduceerde kamertachycardieën, het Brugada-syndroom[39,40] en varianten hierop.

Bij de oudere patiënt zijn het vooral structurele afwijkingen die een kamertachycardie kunnen veroorzaken. Vooral een doorgemaakt hartinfarct met een beschadigde linkerkamer geeft een verhoogde kans op kamerritmestoornissen en plotse dood. Wanneer iemand een hartinfarct heeft doorgemaakt en zich meldt met een syncope moet een kamerritmestoornis als hoofdoorzaak worden aangenomen; dan zal een implantable cardioverter defibrillator (ICD) de aangewezen therapie zijn. Ook bij mensen met een verminderde LVEF (< 30%) is secundaire preventie van plotse dood geïndiceerd.[41,42] Dit geldt zowel voor een ischemische als voor een cardiomyopathie als oorzaak voor de verminderde linkerkamerfunctie.

LITERATUUR

1 Brignole M, Menozzi C, Bartoletti A, Giada F, Lagi A, Ungar A, Ponassi I, Mussi C, Maggi R, Re G, Furlan R, Rovelli G, Ponzi P, Scivales A. A new management of syncope: prospective systematic guideline-based evaluation of patients referred urgently to general hospitals. *Eur Heart J* 2006;**27**:76-82.

2 Thijs RD, Wieling W, Kaufmann H, Dijk G van. Defining and classifying syncope. *Clin Auton Res* 2004;**14**:4-8.

3 Brignole M, Alboni P, Benditt DG, Bergfeldt L, Blanc JJ, Thomsen PE, Dijk GJ van, Fitzpatrick A, Hohnloser S, Janousek J, Kapoor W, Kenny RA, Kulakowski P, Masotti G, Moya A, Raviele A, Sutton R, Theodorakis G, Ungar A, Wieling W, Priori SG, Garcia MA, Budaj A, Cowie M, Deckers J, Burgos EF, Lekakis J, Lindhal B, Mazzotta G, Morais J, Oto A, Smiseth O, Menozzi C, Ector H, Vardas P; Task Force on Syncope, European Society of Cardiology. Guidelines on management (diagno-

sis and treatment) of syncope-update 2004. Executive Summary. *Eur Heart J* 2004;**25**:2054-72.

4   Lewis T. A lecture on vasovagal syncope and the carotid sinus mechanism; with comments on Gower's and Nothnagel's syndrome. *BMJ* 1932;**1**:873-6.

5   Jarisch A, Henze C. Über Blutdrucksenkung durch chemische Erregung depressorischer Nerven. *Naunyn-Schmiedebergs Archiv für experimentelle Pathologie und Pharmakologie* 1937;**187**:706-30.

6   Grubb BP. Neurocardiogenic syncope and related disorders of orthostatic intolerance. *Circulation* 2005;**7**(111):2997-3006.

7   Lieshout JJ van, Wieling W, Karemaker JM, Eckberg DL. The vasovagal response. *Clin Sci* 1991;**81**:575-86.

8   Livolsi A, Feldman J, Feingold J, Weiss L, Alembik Y, Sharifah-Anion IM, Fischbach M, Messer J, Bousquet P. First model of spontaneous vagal hyperreactivity and its mode of genetic transmission. Circulation. 2002;106:2301-4.

9   Martin GJ, Adams SL, Martin HG, Mathews J, Zull D, Scanlon PJ. Prospective evaluation of syncope. *Ann Emerg Med* 1984;**13**:499-504.

10 Morichetti A, Astorino G. Epidemiological and clinical findings in 697 syncope events. *Minerva Med* 1998;**89**:211-20.

11 Kapoor WN, Karpf M, Wieand S, Peterson JR, Levey GS. A prospective evaluation and follow-up of patients with syncope. *N Engl J Med* 1983;**309**:197-204.

12 Martin TP, Hanusa BH, Kapoor WN. Risk stratification of patients with syncope. *Ann Emerg Med* 1997;**29**:459-66.

13 Soteriades ES, Evans JC, Larson MG, Chen MH, Chen L, Benjamin EJ, Levy D. Incidence and prognosis of syncope. *N Engl J Med* 2002;**19**(347):878-85.

14 Baron-Esquivias G, Errazquin F, Pedrote A, Cayuela A, Gomez S, Aguilera A, Campos A, Fernandez M, Valle JI, Redondo M, Fernandez JM, Martinez A, Burgos J, Martinez-Rubio A. Long-term outcome of patients with vasovagal syncope. *Am Heart J* 2004;**147**:883-9.

15 Kapoor WN. Evaluation and outcome of patients with syncope. *Medicine* 1990;**69**:160-75.

16 Aerts AJ, Vandergoten P, Dassen WR, Dendale P. Nitrate-stimulated tilt testing enhances the predictive value of the tilt test on the risk of recurrence in patients with suspected vasovagal syncope. *Acta Cardiol* 2005;**60**:15-20.

17 Sheldon R, Rose S, Flanagan P, Koshman ML, Killam S. Risk factors for syncope recurrence after a positive tilt-table test in patients with syncope. *Circulation* 1996;**1**(93):973-81.

18 Baron-Esquivias G, Gomez S, Aguilera A, Campos A, Romero N, Cayuela A, Valle JI, Redondo M, Pedrote A, Burgos J, Martinez A, Errazquin F. Short-term evolution of vasovagal syncope: influence on the quality of life. *Int J Cardiol* 2005;**10**(102):315-9.

19 Calkins H, Byrne M, el-Atassi R, Kalbfleisch S, Langberg JJ, Morady F. The economic burden of unrecognized vasodepressor syncope. *Am J Med* 1993;**95**:473-9.
20 Sun BC, Emond JA, Camargo Jr CA. Direct medical costs of syncope-related hospitalizations in the United States. *Am J*
21 *Cardiol* 2005;**95**:668-71.

Diagnostiek

22 Alboni P, Brignole M, Menozzi C, Raviele A, Del Rosso A, Dinelli M, Solano A, Bottoni N. Diagnostic value of history in patients with syncope with or without heart disease. *J Am Coll Cardiol* 2001;**1**(37):1921-8.
23 Colman N, Nahm K, Dijk JG van, Reitsma JB, Wieling W, Kaufmann H. Diagnostic value of history taking in reflex syncope. *Clin Auton Res* 2004;**14**(1):37-44.
24 Benditt DG, Brignole M. Syncope: is a diagnosis a diagnosis? *J Am Coll Cardiol* 2003;**41**:791-4.
25 Kapoor WN. Workup and management of patients with syncope. *Med Clin North Am* 1995;**79**:1153-70.
26 Benditt DG, Sutton R. Tilt-table testing in the evaluation of syncope. *Cardiovasc Electrophysiol* 2005;**16**:356-8.
27 Aerts AJ. Nitrate stimulated tilt table testing: a review of the literature. *Pacing Clin Electrophysiol* 2003;**26**:1528-37.
28 Leman RB, Clarke E, Gillette P. Significant complications can occur with ischemic heart disease and tilt table testing. *Pacing Clin Electrophysiol* 1999;**22**:675-7.

Behandeling

29 Chen LY, Shen WK. Neurocardiogenic syncope: latest pharmacological therapies. *Expert Opin Pharmacother* 2006;**7**:1151-62.
30 Krediet CT, Dijk N van, Linzer M, Lieshout JJ van, Wieling W. Management of vasovagal syncope: controlling or aborting faints by leg crossing and muscle tensing. *Circulation* 2002;**106**:1684-9.
31 Reybrouck T, Heidbuchel H, Werf F Van De, Ector H. Long-term follow-up results of tilt training therapy in patients with recurrent neurocardiogenic syncope. *Pacing Clin Electrophysiol* 2002;**25**:1441-6.
32 Gaggioli G, Bottoni N, Mureddu R, Foglia-Manzillo G, Mascioli G, Bartoli P, Musso G, Menozzi C, Brignole M. Effects of chronic vasodilator therapy to enhance susceptability to vasovagal syncope during upright tilt testing. *Am J Cardiol* 1997;**15**(80):1092-4.
33 Sutton R. Is there an effective pharmacological treatment in the prevention of vasovagal syncope? *Arch Mal Coeur Vaiss* 1996;**89**:25-28.

34 Dendi R, Goldstein DS. Meta-analysis of nonselective versus beta-1 adrenoceptor-selective blockade in prevention of tilt-induced neurocardiogenic syncope. *Am J Cardiol* 2002;1(89):1319-21.

35 Kosinski DJ, Grubb BP, Wolfe DA. Permanent cardiac pacing as primary therapy for neurocardiogenic (reflex) syncope. *Clin Auton Res* 2004;14(1):76-9.

36 Trim GM, Krahn AD, Klein GJ, Skanes AC, Yee R. Pacing for vasovagal syncope after the second Vasovagal Pacemaker Study (VPS II): a matter of judgement. *Card Electrophysiol Rev* 2003;7(4):416-20.

37 Brignole M, Sutton R, Menozzi C, Garcia-Civera R, Moya A, Wieling W, Andresen D, Benditt DG, Vardas P; International Study on Syncope of Uncertain Etiology 2 (ISSUE 2) Group. Early application of an implantable loop recorder allows effective specific therapy in patients with recurrent suspected neurally mediated syncope. *Eur Heart J* 2006;27:1085-92.

38 Basso C, Czarnowska E, Delle Barbera M, Bauce B, Beffagna G, Wlodarska EK, Pilichou K, Ramondo A, Lorenzon A, Wozniek O, Corrado D, Daliento L, Danieli GA, Valente M, Thien G, Rampazzo A. Ultrastructural evidence of intercalated disc remodelling in arrhythmogenic right ventricular cardiomyopathy: an electron microscopy investigation on endomyocardial biopsies. *Eu Heart J* 2006;15:1847-54.

39 Bezzina CR, Rook MB, Wilde AA. Cardiac sodium channel and inherited arrhythmia syndromes. *Cardiovasc Res* 2001;49: 257-71.

40 Brugada P, Brugada J. Right bundle branch block, persistent ST segment elevation and sudden cardiac death: a distinct clinical and electrocardiographic syndrome: a multicenter report. *J Am Coll Cardiol* 1992;20:1391-6.

41 Chen Q, Kirsch GE, Zhang D, Brugada R, Brugada J, Brugada P, Potenza D, Moya A, Borggrefe M, Breithardt G, Ortiz-Lopez R, Wang Z, Antzelevitch C, O'Brien RE, Schultze-Bahr E, Keating MT, Towbin JA, Wang Q. Genetic basis and molecular mechanisms for idiopathic ventricular fibrillation. *Nature* 1998;392:293-6.

42 Mushlin AI, Hall WJ, Zwanziger J, Gajary E, Andrews M, Marron R, Zou KH, Moss AJ. The cost-effectiveness of automatic implantable cardiac defibrillators: results from MADIT: Multicenter Automatic Defibrillator Implantation Trial. *Circulation* 1998;97:2129-35.

43 Bardy GH, Lee KL, Mark DB, Poole JE, Packer DL, Boineau R, Domanski M, Troutman C, Anderson J, Johnson G, McNulty SE, Clapp-Channing N, Davidson-Ray LD, Fraulo ES, Fishbein DP, Luceri RM, Ip JH. Amiodarone or an implantable cardioverter-defibrillator for congestive heart failure. *N Engl J Med* 2005;352:225-37.

Hartkloppingen

Supraventriculaire tachycardie en ventriculaire tachycardie

I.C. van Gelder en L.J.L.M. Jordaens

INLEIDING

Wanneer een patiënt zich op de spoedpoli met hartkloppingen meldt, is de anamnese van groot belang om nader te differentiëren naar de aard van de ritmestoornis. Hiervoor dient tijd te worden genomen.
Hartkloppingen kunnen worden veroorzaakt door ritmestoornissen, maar treden soms ook op zonder dat er echte ritmestoornissen zijn. Behalve hartkloppingen kunnen ritmestoornissen klachten veroorzaken als moeheid, duizeligheid, pijn op de borst, kortademigheid, (bijna-)syncope, en hartfalen, maar kunnen ook asymptomatisch verlopen. Een duidelijke anamnese kan inzicht geven in het type ritmestoornis dan wel de afwezigheid van ritmestoornissen. Van belang is te achterhalen:
- *Wat* voelt de patiënt: overslag, regulaire tachycardie, irregulaire tachycardie, pauze? Laat de patiënt de ritmestoornis tikken.
- *Wanneer* ontstaat het: inspanning, stress, rust, tijdens de maaltijd, na de maaltijd, tijdens de slaap, na (overmatig) alcohol?
- Begint het *ineens* en eindigt de ritmestoornis ineens, voelt de patiënt het aankomen?
- Wat kan de patiënt doen om het te *voorkomen*, dan wel te *stoppen* (Valsalva-achtige manoeuvres)?
- Wat zijn *bijkomende* klachten: pijn, dyspneu, polyurie, duizeligheid, collaps?
- Hoe vaak heeft de patiënt deze klachten *eerder gehad*?
- Heeft de patiënt eerder *cardiale ziekten* gehad, bijvoorbeeld een myocardinfarct?
- Komen er ritmestoornissen, acute hartdood of hartinfarcten in de *familie* voor?

Een overslag kan worden veroorzaakt door een premature boezem- of kamerextrasystole. Sommige patiënten merken alleen de pauze erna. Een onregelmatige hartslag kan tevens worden veroorzaakt door een prematuur boezem- of kamercomplex, maar ook door atriumfibrilleren (AF), atriumflutter (AFL) en/of atriumtachycardie (AT) met wisselend blok. Zelfs een ventriculaire tachycardie (VT) kan (veelal in het begin) onregelmatig zijn. Een regelmatige tachycardie kan een sinustachycardie, AFL of AT, AV-nodale reentry tachycardie (AVNRT), atrioventriculaire tachycardie (AVRT), ook wel cirkeltachycardie (CMT) bij een (verborgen) abnormale extra-atrioventriculaire verbinding ('concealed bypasstract') of VT betreffen. Ritmestoornissen die tijdens inspanning ontstaan, kunnen worden veroorzaakt door ischemie of een onvoldoende behandelde hypertensie. Denk hieraan voor een behandeling te starten. Indien de tachycardie door een Valsalva-achtige manoeuvre gestopt kan worden zal het veelal een tachycardie betreffen waarbij de AV-knoop deel uitmaakt van het circuit. Aanwezigheid van het zogeheten 'kikkerfenomeen' (pulsaties in de nek) pleit voor boezemcontractie tegen een gesloten tricuspidalisklep, en zou meer voorkomen bij AVNRT. Aanwezigheid van duizeligheid of collaps betekent niet bij voorbaat dat het een levensbedreigende aritmie betreft. Ook supraventriculaire ritmestoornissen kunnen gepaard gaan met syncope, meestal direct na aanvang, of na een pauze na het stoppen van de tachycardie. Een andere oorzaak kan ernstige bijkomende pathologie zijn, bijvoorbeeld aortastenose of een hypertrofische cardiomyopathie. Polyurie wordt veroorzaakt door afgifte van het atriale natriuretische peptide (ANP) door rek en verhoogde druk in de hartboezem en wordt dus (meestal) veroorzaakt door een supraventriculaire ritmestoornis. Indien ritmestoornissen lang aanwezig zijn (weken tot maanden) kan uiteindelijk hartfalen ontstaan (tachycardiomyopathie).

SMAL COMPLEX TACHYCARDIEËN
De beslisboom in figuur 1 is een belangrijk hulpmiddel dat kan worden gebruikt om te differentiëren naar de diverse typen ritmestoornissen. Indien de QRS-duur tijdens de tachycardie < 120 msec, is de tachycardie meestal supraventriculair van origine. Indien er geen P-toppen te zien zijn en de tachycardie is regulair, dan is een AVNRT de meest waarschijnlijke diagnose. Soms is bij een AVNRT de P-top slechts gedeeltelijk verborgen en wordt aan het einde van het QRS-complex zichtbaar. De P-top is dan negatief in de afleidingen II, III, en AVF en positief in V_1. Als de P-top zichtbaar is in het ST-segment direct na het QRS-complex en het RP-interval < PR-interval (veelal < 70 msec) dan is een AVNRT waarschijnlijk. Indien de P-top later komt na het QRS-complex, > 70 msec na het QRS-complex maar RP < PR, dan is een AVRT waarschijnlijk bij een extra-atrioventriculaire verbinding, ook wel by-

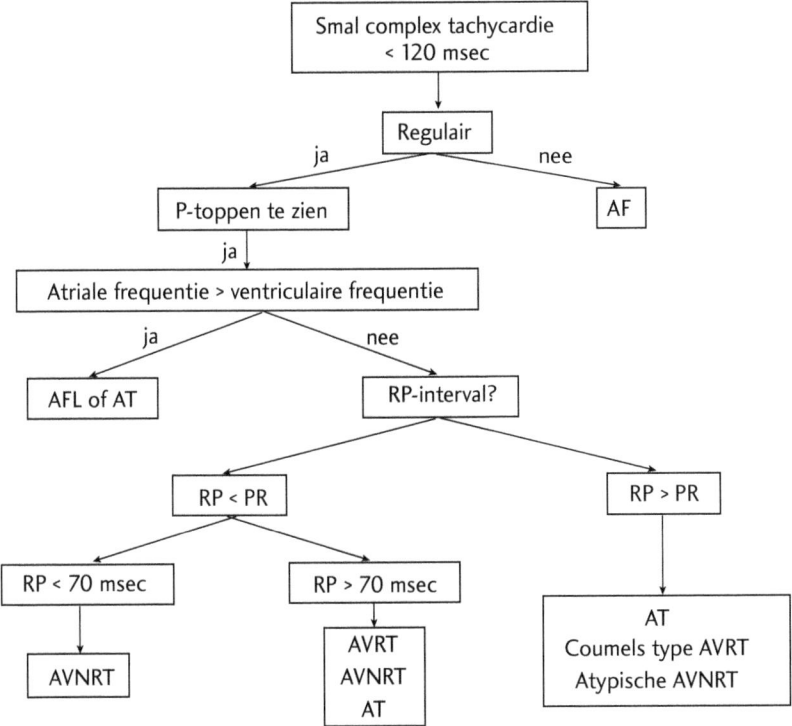

AV nodale reentry tachycardie (AVNRT, meestal typisch maar soms atypisch); atrioventriculaire reentry tachycardie (AVRT) bij Wolff-Parkinson-White (WPW)-syndroom of bij verborgen abnormale extra-atrioventriculaire verbinding ('concealed bypasstract'); atriale tachycardie (AT); atriumflutter (AFL, elke tachycardie met een ventrikelfrequentie van 150/min is een AFL tot het tegendeel bewezen is!); Coumel's type AVRT; atriumfibrilleren (AF).

Figuur 1. Differentiaaldiagnose van tachycardieën met smalle QRS-complexen (gedeeltelijk uit Blomström-Lundquist et al., 2003).

passtract (BPT) genoemd. Indien de P-top nog later na het QRS-complex komt en het RP-interval > PR-interval valt, kan differentiaaldiagnostisch worden gedacht aan een atypische AVNRT, een AT of een Coumel's type AVRT, dat wil zeggen een BPT die langzaam retrograad geleidt. Indien de ritmestoornis onregelmatig is zonder de aanwezigheid van regulaire P-toppen, is er sprake van AF. AFL of AT met wisselend blok kan ook een onregelmatige ritmestoornis veroorzaken. Dan zijn er wel P-toppen of fluttergolven te zien, maar met een hogere frequentie dan de ventrikelfrequentie.

BREED COMPLEX STOORNISSEN

Bij een breed complex tachycardie is het belangrijk onderscheid te maken naar een SVT en VT. Wanneer patiënten een myocardinfarct hebben doorgemaakt is de kans op een VT veel groter, en is VT steeds de meest waarschijnlijke diagnose. Het feit dat patiënten hemodynamisch stabiel zijn betekent absoluut niet dat er sprake is van een SVT. Problemen kunnen optreden wanneer patiënten die een VT blijken te hebben worden behandeld als een

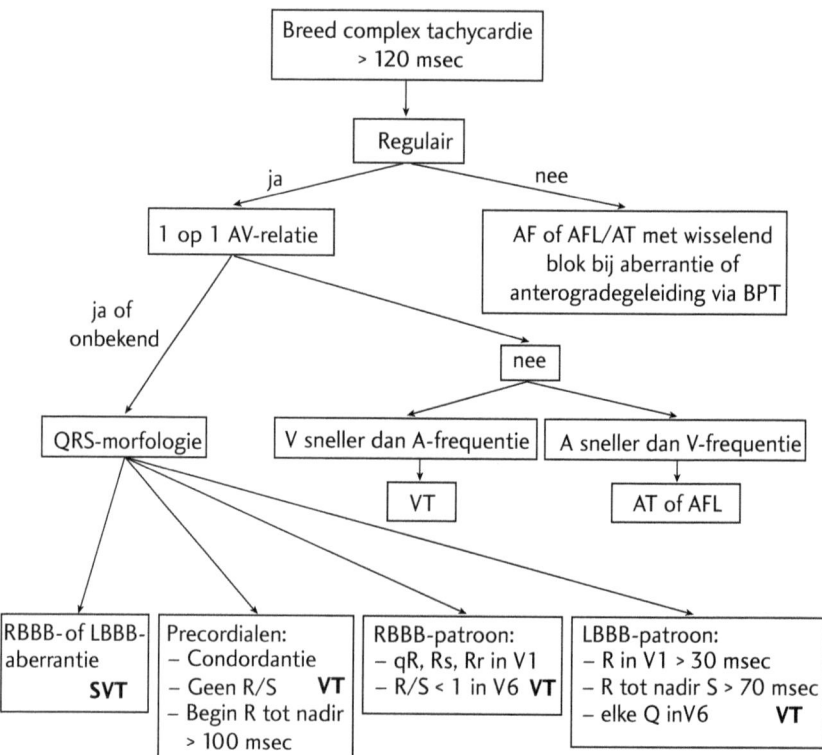

AV nodale reentry tachycardie (AVNRT) met aberrantie; cirkeltachycardie (ook wel atrioventriculaire reentry tachycardie, AVRT) bij Wolff-Parkinson-White (WPW-)syndroom of bij verborgen abnormale extra-atrioventriculaire verbinding ('concealed bypasstract') met aberrantie; andere supraventriculaire ritmestoornissen met aberrantie; antidrome cirkeltachycardie bij WPW-syndroom (anterograde geleiding over extra-atrioventriculaire verbinding); AF, AT of AFL met geleiding over extra-atrioventriculaire verbinding; ventriculaire tachycardie (VT).

Figuur 2. Differentiaaldiagnose tachycardieën met brede QRS-complexen (gedeeltelijk uit Blomström-Lundquist et al., 2003).

SVT, bijvoorbeeld met verapamil of adenosine (zie ook later). Bij onzekerheid dient de patiënt behandeld te worden als een VT. Criteria die helpen te differentiëren tussen een breed complex SVT en een VT staan vermeld in figuur 2. Een breed QRS-complex tachycardie dient echter behandeld te worden als een VT bij onzekerheid over de diagnose. Een belangrijk criterium dat de aanwezigheid van een VT veelal bewijst is AV-dissociatie, waarbij de ventriculaire frequentie hoger is dan de boezemactiviteit. Soms kunnen fusiecomplexen worden waargenomen (fusie van een smal voortgeleid complex met een VT-complex, pathognomisch voor een VT). Ook bij fysisch onderzoek kunnen er aanwijzingen voor AV-dissociatie worden gevonden: kanongolven zichtbaar in de vena jugularis en een wisselende luidheid van de eerste toon (tabel 1). De breedte van het QRS-complex kan helpen. Een QRS > 160 msec is suggestief voor een VT, maar dit geldt natuurlijk niet bij anterograde geleiding over een BPT. Meer van waarde is de configuratie van het QRS-complex. Negatieve of positieve concordantie, dus alleen volledig positieve of negatieve complexen komt weinig voor. Negatieve concordantie is bewijzend voor een VT, bij positieve concordantie kan er ook sprake zijn van een antidrome AVRT bij een links posterior gelegen BPT. Wanneer patiënten pre-existente ECG-afwijkingen hebben of antiarrhythmica gebruiken, zijn de regels vermeld in figuur 2 niet zonder meer van toepassing. Ook hier is de anamnese belangrijk, waarbij de voorgeschiedenis van een infarct of een operatie voor aangeboren hartziekte de belangrijkste elementen zijn.

Tabel 1. Bevindingen bij lichamelijk onderzoek bij ritmestoornissen (data gedeeltelijk uit: Wellens en Conover, 1992).

	pols	vena jugularis	systolische bloeddruk	luidheid eerste toon
sinustachycardie	regelmatig	normaal	constant	constant
atriumfibrilleren	onregelmatig	onregelmatige pulsatie	wisselend	wisselend
atriumflutter	regelmatig bij constant blok, onregelmatig bij wisselend blok	fluttergolven	regelmatig bij constant blok, onregelmatig bij wisselend blok	constant
atriale tachycardie	regelmatig	normaal	constant	constant
AVNRT	regelmatig	kikkerfenomeen	constant	constant
AVRT	regelmatig	kikkerfenomeen	constant	constant
VES	pauzes			in functie van frequentie
VT	regelmatig veelal	kanongolven bij AV-dissociatie	wisselend indien AV-dissociatie	wisselend indien AV-dissociatie

We zullen hierna de diverse ritmestoornissen inclusief de *acute* behandeling bespreken. Let wel, bij elke patiënt met hartkloppingen dient eerst gezocht te worden naar een oorzaak, voordat behandeling van de hartkloppingen gestart wordt! Denk hier ook aan bij een patiënt die zich op de afdeling Acute cardiologie meldt!

SPECIFIEKE RITMESTOORNISSEN
Sinustachycardie
Een sinustachycardie heeft *geen* abrupt begin en einde. Dit is belangrijk om expliciet in de anamnese te vragen. De P-top heeft exact dezelfde morfologie als de normale sinus P-top (let wel: een AT bij digitalisintoxicatie heeft ook vaak eenzelfde morfologie als de sinus P-top). Een sinustachycardie kan fysiologisch zijn, zoals bij inspanning of koorts, of niet. Dan wordt er wel gesproken van een *'inappropriate' sinustachycardie*. Dit laatste is het geval wanneer de sinustachycardie aanwezig blijft zonder dat deze wordt verklaard door inspanning, ziekte etc. Het mechanisme hiervan is onduidelijk, maar lijkt gerelateerd aan verhoogde automaticiteit of abnormale autonome regulatie van de sinusknoop. Ook kan een sinustachycardie worden veroorzaakt door sinus node reentry (*sinus node reentry tachycardie*). Deze is paroxismaal en wordt vaak opgestart en gestopt door een atriale extrasystole. De P-top is weer hetzelfde als tijdens het sinusritme. Indien er sprake is van een sinustachycardie, dient altijd gevraagd te worden of er bijkomende klachten zijn en dient gezocht te worden naar uitlokkende factoren, zoals longembolie, ischemie, bloeding of pneumonie. De therapie bestaat meestal, indien er geen uitlokkende factoren worden gevonden, uit geruststelling. Indien een patiënt veel klachten ondervindt, kan eventueel een bètablokker worden gestart. Heel soms kan verapamil of diltiazem effectief zijn, vooral bij een 'inappropriate' sinustachycardie en sinus node reentry sinustachycardie.

Atriumfibrilleren en atriumflutter
Atriumfibrilleren (AF) leidt tot onregelmatige hartkloppingen en kan daarnaast tot diverse andere klachten leiden, zoals dyspneu, moeheid en pijn op de borst. Atriumflutter (AFL) leidt ofwel tot regelmatige hartkloppingen, bij een constant blok, bijvoorbeeld 2 : 1-geleiding naar de hartkamers, ofwel tot een onregelmatige tachycardie, bij wisselend blok. Overigens kunnen beide ritmestoornissen asymptomatisch verlopen. Vaak ontstaat AF als gevolg van een onderliggende (behandelbare) aandoening, met als meest voorkomende oorzaken hypertensie, hartkleplijden, coronairlijden en hartfalen. Bij een deel van de patiënten met AF wordt geen onderliggende oorzaak aange-

toond ('lone' AF). Bij sommige patiënten speelt het autonome zenuwstelsel een rol in het ontstaan van paroxismaal AF. Vagaal AF ontstaat vooral bij patiënten zonder onderliggend lijden en begint vaak 's nachts of na een zware maaltijd. Adrenerg geïnduceerd AF is echter zeldzaam en vaak geassocieerd met onderliggend coronairlijden. AFL komt meestal voor als een typische AFL, vaak ook tezamen met AF (in 25-35% van de gevallen). AFL ontstaat door een groot golffront van reentry (macro-reentry). Dit golffront is bij de typische AFL in de rechterboezem gelegen. Een atypische AFL komt sporadisch voor, in het bijzonder na een hartoperatie van bijvoorbeeld congenitale hartafwijkingen. Het golffront cirkelt dan meestal rondom littekenweefsel. AF en AFL worden ingedeeld volgens de 3P-indeling. Afhankelijk van de duur wordt onderscheid gemaakt naar paroxismaal, persisterend en permanent boezemfibrilleren. In de acute situatie kan ofwel worden gekozen voor cardioversie of (tijdelijke) acceptatie van AF(L) met regulatie van de ventrikelrespons: 'frequentiecontrole'. Bij hemodynamisch instabiele patiënten kan amiodarone intraveneus worden gegeven. Dit heeft twee effecten: vertraging van de ventrikelrespons en (eventueel) conversie naar sinusritme. Indien nodig kan een elektrische cardioversie worden verricht. Frequentiecontrole tijdens paroxismaal, persisterend en permanent boezemfibrilleren kan ook als behandeloptie worden gekozen bij patiënten die zich melden op de afdeling Acute cardiologie. Dit geldt bijvoorbeeld voor patiënten die niet geconverteerd kunnen worden omdat ze geen antistolling gebruiken. Ook indien er een onderliggende oorzaak is, bijvoorbeeld ischemie, dient voor frequentiecontrole te worden gekozen. Veelal verdwijnt het boezemfibrilleren, wanneer de onderliggende oorzaak is behandeld. Ten slotte kan ook worden gekozen voor frequentiecontrole als definitieve therapie van keuze.

Atrioventriculaire nodale reentry tachycardie (AVNRT)
Atrioventriculaire nodale reentry tachycardie (AVNRT) komt veel voor, vaker bij vrouwen dan bij mannen. Hierbij zijn twee 'paden' in de AV-knoop aanwezig, een 'langzaam' en 'snel' pad (figuur 3). Door een vroeg vallende premature atriale extrasystole kan de AVNRT opstarten. Opvallend is het kikkerfenomeen. Dit is soms ook een van de symptomen die de patiënt meldt. Dit wordt veroorzaakt door contractie van de boezem op het moment dat de AV-kleppen gesloten zijn. Meestal betreft het een typische AVNRT, waarbij de geleiding heen over het langzame en terug over het snelle pad gaat. Op het ECG is de P-top vaak niet te zien, omdat deze verborgen ligt in het QRS-complex, of de P-top komt aan het einde van het QRS-com-

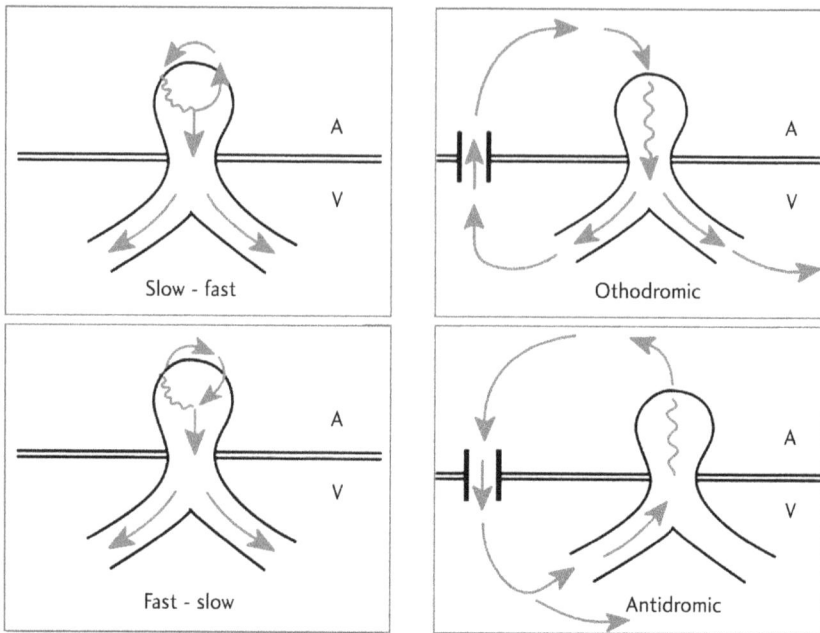

Figuur 3. AV nodale tachycardie, typisch en atypisch (linker panels) en cirkeltachycardie, orthodroom en antidroom (rechter panels).

plex. De P-top is dan negatief in de afleidingen II, III, en AVF en positief in V_1. Een atypische AVNRT is veel zeldzamer. De geleiding gaat heen over het snelle pad en terug over het langzame pad (figuur 3). Het ECG toont een P-top laat na het QRS-complex (figuur 1). Therapie van beide typen AVNRT is gericht op vertraging van de AV-geleiding, zodat de ritmestoornis termineert. Dit kan eerst worden geprobeerd met een vagale manoeuvre, sinus caroticusmassage of adenosine. Indien niet werkzaam kunnen non-dihydropyridine calciumantagonisten of een bètablokker worden gegeven, eventueel ook klasse-Ic- of III-antiarrhythmica.

AVRT bij Wolff-Parkinson-White (WPW)-syndroom of verborgen abnormale extra-atrioventriculaire verbinding ('concealed bypasstract')
Een abnormale extra-atrioventriculaire verbinding, ook wel bypasstract (BPT), is een verbinding tussen atrium en ventrikel buiten de AV-knoop. Deze wordt op grond van zijn geleidingseigenschappen geclassificeerd als: 'decremental', dat wil zeggen progressieve vertraging bij hogere hartfrequentie, of 'non-decremental', en of ze anterograad, retrograad of beide geleiden.

Een deltagolf, dus anterograde geleiding over een BPT zou bij 0,15-0,25% van de bevolking op het ECG aanwezig zijn. Deze geleiding over een extra verbinding bestaat niet altijd continu. WPW-syndroom betekent de aanwezigheid van een deltagolf op het ECG én tachycardieën, meestal AVRT's (figuur 3). Een AVRT kan worden onderverdeeld in een orthodrome en een antidrome AVRT. Deze laatste komt bij slechts 5-10% van de patiënten met een WPW voor. Daarnaast kan tijdens AF, AFL of AT geleiding over de BPT plaatsvinden en is er dus sprake van pre-excitatie. De BPT is dan slechts een bystander. AF bij het WPW-syndroom is potentieel levensbedreigend, indien er een korte refractaire periode van de BPT bestaat. Door de korte refractaire periode kan er snelle voortgeleiding naar het ventrikel plaatsvinden, wat kan leiden tot VF. De incidentie van acute hartdood bij het WPW-syndroom wordt geschat op 0,15-0,39% gedurende een vervolgperiode van drie tot tien jaar. De geleidingseigenschappen van de BPT dienen na de acute situatie te worden beoordeeld. Indien deze BPT goed geleidt, dat wil zeggen niet verdwijnt tijdens inspanningsonderzoek, bestaat er een potentieel maligne BPT. Het verdwijnen van pre-excitatie hangt af van de balans tussen geleiding over de AV-knoop en over de BPT. Aangezien tijdens inspanning de geleidingstijd over de AV-knoop sterk kan verbeteren, terwijl inspanning geen invloed heeft op de geleidingstijd van de BPT, kan bij de links gelegen BPT de pre-excitatie afnemen c.q. verdwijnen, terwijl de refractaire periode nog niet is bereikt. Bij twijfel of indien tijdens inspanning pre-excitatie persisteert, dient een procaïnamidetest plaats te vinden: 10 mg/kg in tien minuten (maximaal 1000 mg). Indien pre-excitatie verdwijnt tijdens infusie, is de effectieve refractaire periode > 270 ms, dus geen maligne extra verbinding. Een alternatief is ajmaline. Er wordt gesproken van een maligne BPT, indien de pre-excitatie aanwezig blijft bij een RR-interval < 250 ms. Opgemerkt dient te worden dat niet-invasieve methoden voor het inschatten van de refractaire periode van een BPT inferieur zijn aan invasieve metingen tijdens elektrofysiologisch onderzoek. Dit wordt derhalve aanbevolen bij elke patient met continue pre-excitatie. Bij een verborgen abnormale BPT geleidt de verbinding alleen retrograad. Er is dan geen deltagolf te zien. Wel kunnen AVRT's optreden. De lokalisatie van de P-top tijdens de AVRT bij een (verborgen) BPT is afhankelijk van de geleidingseigenschappen van de BPT. Bij een non-decremental geleidende BPT, zoals meestal voorkomt, is RP < PR (figuur 1). Indien er sprake is van een decremental geleidende BPT, zoals voorkomt bij een Coumel's type AVRT, is RP > PR (figuur 1). Bij deze AVRT ligt de BPT meestal posteroseptaal, en zijn er negatieve P-toppen in II, III en AVF, laat na het QRS-complex. Geef nooit negatief chronotrope medicatie (bètablokker, verapamil of diltiazem, digoxine) bij patiënten met AF en WPW(-syndroom). Ook voor AVRT's gaat de voorkeur uit naar klasse-I- of III-antiarrhythmica.

Atriale tachycardie
De ritmestoornis atriale tachycardie komt minder vaak voor dan AF(L). Een atriale tachycardie (AT) kan zowel regelmatig als onregelmatig zijn, afhankelijk van het type blok. De diagnose kan op het ECG worden gesteld. Het is lastig deze te onderscheiden van de atypische AFL. Eventueel kan een negatief chronotroop medicijn worden gegeven om de diagnose duidelijk te maken. Een AT ontstaat (meestal) uit één focus. Aan de hand van de P-topmorfologie kan de lokalisatie ingeschat worden. Er is weinig bekend over conversie van paroxismale dan wel 'incessant' (steeds opnieuw opstartende) boezemtachycardieën. Meestal zijn deze tachycardieën moeilijk te behandelen.

Ventriculaire extrasystolen
Ventriculaire extrasystolen kunnen klachten geven variërend van overslagen tot hartkloppingen en moeheid. Belangrijk is onderzoek te doen naar het onderliggend lijden. Alle ziekten van het hart kunnen extrasystolen veroorzaken: ontsteking, infarct, fibrose, hypertensief hartlijden etc. Elektrocardiografische beschrijvingen als bigeminie of parasystolie verraden niet steeds welke oorzaken of diepere mechanismen leiden tot de extrasystolen. Zo weet men dat tijdens een infarct zowel idioventriculaire ritmes als extrasystolen kunnen optreden door spontane, abnormale pacemakeractiviteit in het infarctweefsel. Als dit later in het beloop van de ziekte wordt gezien, kan het ook gaan om reentry in het geïnfarceerde gebied, of om hemodynamisch gemedieerde ritmestoornissen. In tabel 2 staan de meest courante andere oorzaken van extrasystolen bij een normaal hart. Sinds de publicatie van C.A.S.T.[4] heeft de kamerextrasystole zijn imago van boeman verloren voor de patiënt met ischemisch hartlijden, hoewel er gegronde redenen zijn om aan te nemen dat asymptomatische ventriculaire ritmestoornissen wel degelijk een omineuze betekenis kunnen hebben.

Indien er geen symptomen zijn, is specifieke therapie niet geïndiceerd. Uitlokkende momenten zijn belangrijk bij het optimaliseren van de therapie. In principe geldt dat ventriculaire extrasystolen niet moeten worden behandeld, tenzij er ondraaglijke klachten zijn. Het doel is dan het verbeteren van de kwaliteit van leven. Indien behandeling is geïndiceerd, dan onder-

Tabel 2. Ziekten met ventriculaire extrasystolen/tachycardie waarbij een normaal hart kan worden vermoed.

- extrasystolen/tachycardie uit de uitstroombaan van de rechter/linkerkamer
- aritmogene rechterkamercardiomyopathie
- mitralisklepprolaps
- M. Brugada
- myocarditis
- elektrolytenstoornissen
- gebruik van tricyclische antidepressiva
- lang QT-syndroom
- adrenerge polymorfe ventrikeltachycardie

scheid maken tussen aan- of afwezigheid van structureel hartlijden. Bij afwezigheid van structureel cardiaal lijden: bètablokker, flecaïnide, combinatie van flecaïnide en bètablokker, sotalol, of een combinatie. Bij aanwezigheid van structureel lijden: bètablokker, sotalol of amiodarone. Het is onveilig om bij iemand met ischemisch hartlijden klasse Ic-antiarrhythmica voor te schrijven. Postinfarct verbetert een bètablokker de prognose zelfs als hij geen effect heeft op het aantal ventriculaire extrasystolen. Amiodarone verbetert de overleving niet.

Ventriculaire tachycardie
Tabel 3 geeft specifieke vormen van kamertachycardie weer. Afhankelijk van de ernst van het onderliggend lijden en de frequentie van de VT zijn er meer of minder klachten aanwezig. Indien de VT hemodynamisch significant is, dan dient altijd een elektrische cardioversie verricht te worden. Bij twijfel over een SVT of VT, de patiënt behandelen als een VT. Termineren van VT in de acute setting staat beschreven in tabel 4. Klasse Ib-geneesmiddelen hebben bijna geen hemodynamische impact, maar werden geassocieerd met meer asystolie. Klasse Ia-geneesmiddelen hebben een erg nauwe ratio van toxiciteit/effectiviteit, wat specialistisch gebruik noodzakelijk maakt. Klasse Ic-geneesmiddelen zijn voorbehouden voor patiënten zonder hartlijden. Als de patiënt de tijd heeft en de omgeving hiervoor geschikt is, kan een tijdelijke pacemakerelektrode worden geplaatst en kan men antitachycardie pacing toepassen. Als de patiënt een pacemaker of een ICD heeft, kan men deze hiervoor gebruiken. Eerste keuze in een reanimatiesetting is amiodarone 300 mg in 20 min, eventueel herhalen na 15 min. In eerste instantie geen onderhoudstherapie of continue infusie, alleen bij recidiverende VT/VF. Bij

de kamertachycardie zonder structureel hartlijden, met name bij fasciculaire tachycardie, RVOT/LVOT VT's, en sommige patiënten met inspanningsgerelateerde tachycardie, kunnen patiënten goed reageren op verapamil.

Tabel 3. Specifieke vormen van ventriculaire tachycardie (niet noodzakelijk berustend op ischemie of cardiomyopathie met fibrose)

- fasciculaire tachycardie
- RVOT/LVOT-tachycardie
- His-bundeltachycardie
- bundle branch reentry tachycardie
- bidirectionele tachycardie
- verapamil gevoelige tachycardie
- tachycardie met ST-elevatie
- tachycardie bij het korte QT-interval

MANOEUVRES EN MEDICAMENTEN VOOR BEHANDELING VAN RITMESTOORNISSEN

Voor behandeling van ritmestoornissen altijd eerst zoeken naar uitlokkende factoren. Deze eerst adequaat behandelen! Denk aan ischemie, hartfalen (ook restrictieve cardiomyopathie), onbehandelde hypertensie, hyperthyreoïdie. Vervolgens:

1. Lichamelijk onderzoek: onder andere frequentie, tensie en wisselende luidheid van de eerste toon (tabel 1).
2. ECG: deltagolf? Tekenen van een infarct, ischemie of cardiomyopathie (laagvoltage ECG). Vergelijk met oude ECG's indien aanwezig. Let op het bestaan van bundeltakblok.
3. Telemetrie tijdens opname op afdeling Acute cardiologie: let op het ritme tijdens de opname.
4. Echocardiogram eventueel al verrichten op afdeling Acute cardiologie: onderliggend lijden (o.a. linkerkamerdisfunctie, kleplijden, linkerkamerhypertrofie, grootte linkerboezem).
5. Laboratorium: troponinen, TSH, kalium- en magnesiumgehalte (indien nodig voor behandeling suppleren).

Tabel 4 toont een leidraad voor de behandeling van de meeste ritmestoornissen in de acute situatie.
NB. Bij elke handeling die verricht wordt dient continue ECG-registratie plaats te vinden om het effect en eventuele bijwerkingen goed te beoordelen!

Tabel 4. Behandeling ritmestoornissen in de acute situatie.

type ritmestoornis	acute behandeling	opmerkingen
AF < 48 uur	indien hemodynamisch instabiel: cardioversie	
	indien hemodynamisch stabiel: flecaïnide 2 mg/kg i.v. in 10 min (max 150 mg)	flecaïnide alleen bij afwezigheid significant structureel cardiaal lijden
		bij falen chemische cardioversie of cardiaal lijden: elektrische cardioversie
AFL < 48 uur	indien hemodynamisch instabiel: cardioversie	bij falen chemische cardioversie: elektrische cardioversie
AT < 48 uur	indien hemodynamisch stabiel: 1,5 mg/kg sotalol i.v. in 15 min vagale manoeuvre, ook om diagnose te stellen adenosine 6-9-12-18 mg geven als snelle bolus (niet bij COPD), bètablokker 5 mg metoprolol in 5 min, of verapamil 2,5-5 mg i.v. in 2,5-5 min, veelal alleen om frequentie te verlagen sotalol 1,5 mg/kg i.v. in 15 min flecaïnide 2 mg/kg i.v. in 10 min (max 150 mg)	moeilijk te onderdrukken flecaïnide alleen bij afwezigheid significant structureel cardiaal lijden kandidaten voor RF-ablatie
AF/AFL/AT > 48 uur	elektrische cardioversie	alleen indien adequate antistolling > 4 weken INR 2,5-3,5
frequentiecontrole atriale ritmestoornissen	frequentiecontrole bètablokker calciumantagonist digitalis amiodarone bolus 300 mg in 20 min gevolgd door onderhoud van 1200 mg/24 uur combinatie	geen definitieve duidelijkheid welke hartfrequentie dient te worden nagestreefd. advies: rust ECG < 100 bpm in hemodynamisch instabiele situatie (bijv. asthma cardiale) amiodarone i.v.
regulaire smal complex tachycardie	indien hemodynamisch instabiel: cardioversie	
	indien hemodynamisch stabiel: vagale manoeuvre, ook om diagnose te stellen adenosine 6-9-12 mg, bètablokker 5 mg metoprolol in 5 min, of verapamil 2,5-10 mg i.v. in 2,5-5 min klasse Ic-antiarrhythmica, bijv. flecaïnide 2 mg/kg i.v. in 10 min (max 150 mg) procaïnamide 10 mg/kg (maximaal 1000 mg) in 10 min cardioversie	bij verdenking AVRT bij WPW-syndroom gaat de voorkeur sterk uit naar een klasse I- of III-antiarrhythmicum (bijv. flecaïnide, procaïnamide) flecaïnide alleen bij afwezigheid significant structureel cardiaal lijden

type ritmestoornis	acute behandeling	opmerkingen
breed complex tachycardie	indien hemodynamisch *instabiel*: elektrische cardioversie	
	indien hemodynamisch stabiel: procaïnamide 10 mg/kg (veelal 1000 mg) in 10 min amiodarone bolus 300 mg in 20 min gevolgd door onderhoud van 1200 mg/24 uur antitachycardie pacing cardioversie	flecaïnide alleen bij afwezigheid significant structureel cardiaal lijden verapamil bij specifieke problemen, niet bij lage bloeddruk
AF bij het WPW-syndroom	klasse Ic-antiarrhythmica, bijv. flecaïnide of klasse III elektrische cardioversie	*nooit negatief chronotrope medicijnen*
ventriculaire extrasystolen	bètablokker flecaïnide sotalol amiodarone combinatie	alleen behandelen bij veel klachten flecaïnide alleen bij afwezigheid significant structureel cardiaal lijden

bpm = slagen per minuut; COPD = chronic obstructive pulmonary disease; RF = radiofrequentie; WPW = Wolff-Parkinson-White.

Niet-medicamenteuze behandeling

Een Valsalva-manoeuvre of sinus caroticusmassage kan als eerste worden gedaan. Bij de Valsalva-manoeuvre wordt een diepe inspiratie gevolgd door een expiratie tegen een gesloten glottis. Hierbij wordt door vagale stimulatie de AV-geleiding vertraagd. Bij sinus caroticusmassage gebeurt hetzelfde, doordat door de verhoogde druk op de sinus acetylcholine wordt afgegeven waardoor de AV-geleiding wordt vertraagd. Sinus caroticusmassage mag alleen plaatsvinden nadat een vernauwing in de carotiden zo goed als mogelijk is uitgesloten (anamnese en luisteren). Een voorgeschiedenis van een TIA of andere trombo-embole complicaties is een absolute contra-indicatie voor sinus caroticusmassage. Klassiek worden ook een acuut infarct en een hoge leeftijd als contra-indicaties beschreven. Ritmestoornissen waarbij de AV-knoop een essentieel onderdeel is, zoals een AVNRT en een AVRT kunnen getermineerd worden. Bij een AT of AFL en ook bij AF wordt de voortgeleiding naar de ventrikels vertraagd. Soms kan een AT ook termineren, afhankelijk van het onderliggend mechanisme. Bij een sinustachycardie zal een geleidelijke en tijdelijke vertraging van de hartfrequentie ontstaan. Bij een VT zal meestal niets gebeuren.

Adenosine
Adenosine is een snelwerkend medicament dat intraveneus als shot dient te worden toegediend. Het vertraagt de AV-geleiding door aan te grijpen op de adenosinereceptoren. Voordeel van adenosine ten opzichte van non-dihydropyridine calciumantagonisten is de korte halfwaardetijd (< 10 seconden). Bij ernstige obstructieve longziekten of astma kan adenosine een bronchospasme veroorzaken. Deze patiënten hebben een contra-indicatie voor adenosine. Adenosine wordt snel gegeven, startend met 6 of 9 mg. Indien geen effect, dan kan een hogere dosering (tot 18 mg) worden gegeven na één tot twee minuten. Dit medicament mag nooit worden gegeven aan patiënten met het WPW-syndroom en boezemfibrilleren. Bij patiënten na een harttransplantatie kan de gevoeligheid voor adenosine sterk zijn toegenomen. Bij hen dient te worden gestart met een lagere dosering. De belangrijkste bijwerking die kan optreden is een (tijdelijk) AV-blok. Daarnaast kan AF optreden, bij 1-15% van de gevallen, veelal tijdelijk. Dit is natuurlijk een probleem indien er sprake is van het WPW-syndroom (zie later).

Non-dihydropyridine calciumantagonisten (verapamil of diltiazem)
De non-dihydropyridine calciumantagonisten verapamil of diltiazem kunnen worden gegeven bij de verdenking op een SVT. Ook deze middelen vertragen de AV-geleiding. Verapamil kan worden gegeven als langzame bolus, 2,5-10 mg in één tot vier minuten. Cave bloeddrukdaling (vasodilatoir effect). Verapamil is ook effectief bij bepaalde vormen van 'benigne' kamertachycardie. Juist bij deze patiënten zijn bloeddrukdalingen evenwel belangrijk, zodat men erg zeker moet zijn van de elektrocardiografische diagnose.

Bètablokkers
Bètablokkers kunnen worden gegeven als langzame bolus, bijvoorbeeld 5 mg metropolol intraveneus. Indicaties kunnen alle ritmestoornissen zijn. Bètablokkers zijn eerste keuze bij ritmestoornissen in de setting van ischemie. Ze kunnen zowel worden gegeven om een ritmestoornis te stoppen als om de frequentie tijdens de ritmestoornis te verlagen.

Klasse Ia- (procaïnamide) en Ic-antiarrhythmica (flecaïnide, propafenone)
Flecaïnide (2 mg/kg, veelal 150 mg in 10 min) kan worden gegeven voor kort bestaand AF (< 24 uur), ook bij het WPW-syndroom indien er (zeker) geen onderliggend hartlijden aanwezig is. Het is zeer werkzaam voor deze indicatie, effectiever dan procaïnamide of amiodarone. Monitor de QRS-duur en stop indien > 25% verbreding optreedt. Let op het eventueel voor-

komen of toenemen van ventriculaire ritmestoornissen. Stop dan de infusie. Procaïnamide kan ook worden gegeven indien er sprake is van of gedacht wordt aan een VT. De dosering is 10-15 mg/kg, maximaal 1000 mg in 10 min. Monitor de bloeddruk en de breedte van het QRS-complex. Stop bij een verbreding van het QRS-complex > 25% of conversie naar sinusritme.

Lidocaïne en andere klasse Ib-antiarrhythmica
De rol van lidocaïne voor de preventie van ventriculaire ritmestoornissen in het kader van een acuut myocardinfarct of ischemie is heel beperkt (er treedt soms asystolie op). In de laatste richtlijnen wordt aanbevolen liever een bètablokker of amiodarone geven. Dosering: lidocaïne i.v. bolus 100 mg in 2 min, mag tweemaal worden herhaald na 10 min elk, eventueel continue infusie 2 tot 4 gr/24 uur. Lidocaïne is wel effectief bij bepaalde vormen van monomorfe VT, zonder noemenswaardig hemodynamische bijwerkingen. Andere medicamenten uit de klasse Ib zijn oraal beschikbaar (difenylhydatoïne, tocaïnide, mexiletine) en kunnen aan 'responders' worden toegediend.

Sotalol
Sotalol is behalve een bètablokker een antiarrhythmicum. Het is eerstekeustherapie bij de conversie van boezemflutter naar sinusritme (sotalol 1-1,5 mg/i.v. in 15 min). Let op de QT-tijd-verlenging en eventueel het ontstaan van korte episoden torsades de pointes. Voor conversie van AF is het maar heel weinig werkzaam. Het dient nooit te worden gegeven bij AF bij het WPW-syndroom, omdat sotalol ook bètablokkerende eigenschappen heeft.

Amiodarone
Amiodarone is het meest effectieve antiarrhythmicum. Voor acute conversie van AF is het minder werkzaam dan klasse Ic-antiarrhythmica mede omdat het langer duurt voordat amiodarone werkt. Het is eerstekeustherapie bij onbehandelbaar kamerfibrilleren. Daarnaast kan het worden gegeven voor het termineren van een VT: amiodarone 300 mg in 20 min, eventueel herhalen na 15 min. In eerste instantie geen onderhoudstherapie of continue infusie, alleen bij recidiverend VT/VF. Dan 1200 tot maximaal 2400 mg amiodarone i.v. per 24 uur (lange lijn, cave lang QT, sinusbradycardie).

Antitachycardie pacing (ATP)
Door snelle stimulatie (ATP) kan men het tachycardiecircuit refractair maken en de ritmestoornis termineren. Dit geldt voor alle ritmestoornissen die

berusten op reentry. Postoperatief wordt dit vaak toegepast voor atriale flutter. Bij patiënten met recidiverende VT met hemodynamische verschijnselen is dit een erg goede oplossing, omdat men geneesmiddelen met een negatief inotroop effect kan vermijden. Alle ATP kan de tachycardie versnellen, zodat back-up met een defibrillator noodzakelijk is. Sommige pacemakers kunnen ook zo geprogrammeerd worden. Soms kan men met externe stimulatie het hart een extern geappliceerd ritme doen volgen. ICD's hebben altijd de mogelijkheid van ATP, maar moeten hiervoor correct geprogrammeerd zijn.

Direct current (DC)-cardioversie

In hemodynamisch instabiele situaties moet altijd worden overgegaan tot DC-cardioversie. Behalve bij kamerfibrilleren altijd synchroon met het QRS-complex cardioverteren, bifasisch 50-200 joules. Let op de plaatsing van de defibrillatiepads: niet op het bot. Indien ritmestoornissen na de cardioversie recidiveren, kan worden overgegaan tot het opladen met een antiarrhythmicum, zoals eerder vermeld, en opnieuw cardioversie. Indien er sprake is van een hemodynamisch instabiele situatie is het enige antiarrhythmicum dat in aanmerking komt amiodarone.

LITERATUUR

1 Bardy GH, Lee KL, Mark DB, Poole JE, Packer DL, Boineau R, et al. Amiodarone or an implantable cardioverter-defibrillator for congestive heart failure. *N Eng J Med* 2005;**352**:225-37.
2 Blomström-Lundquist C, Scheinman MM, Aliot AM, et al. Guidelines for the management of patients with supraventricular arrhythmias – executive summary. *Circulation* 2003;**108**:1871-1909.
3 Dorian P, Cass D, Schwartz B, Cooper R, Gelaznikas R, Barr A. Amiodarone as compared with Lidocaine for shock-resistant ventricular fibrillation. *New Engl J Med* 2003;**346**:884-90.
4 Echt DS, Liebson PR, Mitchell LB, Peters RW, Obias-Manno D, Barker AH, Arensberg D, Baker A, Friedman L, Greene HL, et al. Mortality and morbidity in patients receiving encainide, flecainide, or placebo. The Cardiac Arrhythmia Suppression Trial. *N Engl J Med* 1991;**324**:781-8.
5 Gelder IC van, Hagens VE, Bosker HA, Kingma JH, Kamp O, Kingma T, Said SA, Darmanata JI, Timmermans AJ, Tijssen JG, Crijns HJ. A comparison of rate control and rhythm control in patients with recurrent persistent atrial fibrillation. *N Engl J Med* 2002;**347**(23):1834-40.
6 Leenhardt A, Lucet V, Denjoy I, Grau F, Ngoc DD, Coumel P. Catecholaminergic

polymorphic ventricular tachycardia in children. A 7-year follow-up of 21 patients. *Circulation* 1995;**91**:1512-9.
7   Wellens HJJ, Conover MB. The ECG emergency decision making. Philadelphia: W.B. Saunders Company, 1992.
8   Wyse DG, Waldo AL, DiMarco JP, Domanski MJ, Rosenberg Y, Schron EB, Kellen JC, Greene HL, Mickel MC, Dalquist JE, Corley SD. A comparison of rate control and rhythm control in patients with atrial fibrillation. *N Engl J Med* 2002;**347**(23):1825-33.
9   Zipes DP, Camm AJ, Borggreve M, et al. ACC/AHA/ESC 2006 guidelines for management of patients with ventricular arrhythmias and the prevention of sudden cardiac death. *J Am Coll Cardiol* 2006:e247-e346.

Reanimatie bij volwassenen in het ziekenhuis

R.A. Waalewijn

INLEIDING
Een reanimatiepoging is de behandeling van een circulatiestilstand, waarbij het streven is spontane circulatie te herstellen. De oorzaak van een circulatiestilstand is meestal het gevolg van een ziekteproces en minder vaak van een trauma. Een circulatiestilstand leidt tot stagnatie van de perfusie van alle organen, waardoor anoxie, anaerobe verbranding en metabole acidose ontstaan, terwijl de ademstilstand leidt tot hypoxie, anoxie en hypercapnie en respiratoire acidose. Een circulatiestilstand leidt snel tot een respiratiestilstand en vice versa. De anoxie en verzuring leiden in eerste instantie tot celdisfunctie, die irreversibele celdood tot gevolg kan hebben. Hersenen en het myocard zijn hiervoor het meest gevoelig. Bij een reanimatiepoging staan de tijdelijke overname en het herstel van de respiratoire en circulatoire functies centraal.

De cardiopulmonale cerebrale reanimatie werd in 1961 in drie fasen onderverdeeld: de primaire reanimatie (basale reanimatie of Basic Life Support), de secundaire reanimatie (specialistische reanimatie of Advanced Life Support) en de tertiaire reanimatie (postreanimatiezorg of Prolonged Life Support).

ORGANISATIE ROND EEN REANIMATIEPOGING
Bij aanvang van iedere poging moet op een aantal aspecten worden gelet.
- Veiligheid: Voor alles dient de veiligheid van de hulpverleners de hoogste prioriteit te hebben. Er wordt van professionele hulpverleners niet verwacht dat zij met een reëel gevaar voor eigen leven hulp verlenen, dit is ook niet in het belang van het slachtoffer. Dit betekent dat pas met de reanimatiepoging wordt begonnen als voor de hulpverleners geen (levens)gevaar (meer) dreigt.
- Creëren van de werkplek: De patiënt moet op een harde ondergrond liggen, waarbij hij/zij via drie kanten goed benaderd moet kunnen worden. De hoofdzijde moet, in verband met de intubatie, vrije ruimte bieden,

evenals de beide zijden voor de afwisselende hartmassage en defibrillatie.
- Positie van de hulpverleners: Eén neemt de positie in bij het hoofd van de patiënt, dit is de beademingsplaats (vaak is hij/zij ook de teamleider). Aan beide zijden van de patiënt bevinden zich hulpverleners, één die de defibrillator bedient en het perifeer infuus inbrengt. Aan de tegenovergelegen zijde staat de hulpverlener die de hartmassage uitvoert. Eén hulpverlener staat tussen degene die beademt en degene die de defibrillator/het infuus bedient.
- Plaatsing van de apparatuur: De defibrillator wordt op of tussen de gespreide onderbenen van de patiënt geplaatst, de crashcar staat tussen de persoon die de beademing verzorgt en degene die de defibrillator bedient.

TAAKVERDELING REANIMATIETEAM

Een reanimatieteam kan optimaal functioneren indien dit uit ten minste drie leden bestaat:
1. Eén lid verzorgt de beademing.
2. Eén lid bedient de defibrillator en zorgt voor de eerste intraveneuze toegang.
3. Eén lid assisteert eerdergenoemde teamleden bij hun handelingen.

Een van de leden is teamleider; dit dient vooraf vast te staan. Teamleider is meer een rol van 'regisseur', die zorgt voor het gecoördineerd verlopen van de reanimatie en die de afspraken en protocollen bewaakt. Verder wordt de uitvoering van hartmassage gedaan door een verpleegkundige van de afdeling. De kwaliteit van deze hartmassage is wel de verantwoordelijkheid van het team. Zij dienen dan ook de persoon die dit uitvoert, indien nodig, te corrigeren.

BASALE REANIMATIE (BLS)

Basale reanimatie (Basic Life Support, BLS) dient direct te worden gestart na de vaststelling van een circulatiestilstand, meestal voorafgaand aan de komst van het reanimatieteam (ook wel ALS-team genoemd). Normaliter wordt deze handeling in het ziekenhuis uitgevoerd door de afdelingsverpleegkundigen. De handelingen verlopen in een bepaalde volgorde volgens de geldende richtlijnen van de Nederlands Reanimatie Raad (NRR).[1]

Diagnostiek

Controle bewustzijn
Het slachtoffer wordt luid aangesproken en er wordt voorzichtig aan de schouders geschud. Er wordt geen pijnprikkel meer toegediend door in de m. trapezius te knijpen. Dit is tijdverlies, want er zijn genoeg momenten in de basale reanimatie waarbij zeer onaangename prikkels aan de patiënt wordt toegediend (beademing, borstcompressies).

Controle circulatie
Het vaststellen van een circulatiestilstand door het voelen van de carotispols blijkt voor de meeste hulpverleners erg moeilijk te zijn.[2] Om deze reden wordt geadviseerd alleen specialistische hulpverleners (o.a. leden van het reanimatieteam) de carotispols te laten voelen. Alle andere hulpverleners beoordelen alleen de ademhaling.

Controle ademhaling
De ademhaling wordt gedurende tien seconden beoordeeld. Mocht deze niet normaal of afwezig zijn dan is dit een indicatie voor de niet-specialistische hulpverlener te starten met basale reanimatiehandelingen. De specialistische hulpverlener heeft nog de extra check van de carotispols.

Circulatie
Bij een circulatiestilstand is het geven van borstcompressies (hartmassage) in een normale klinische setting de enige manier om een circulatie te genereren. Borstcompressies kunnen een systolische piekdruk geven van 60-80 mmHg. De diastolische druk is vaak zo laag dat de mean arterial pressure in de a. carotis niet boven de 40 mmHg komt.[3]
Het is zeer belangrijk dat tijdens de compressiecyclus een bloeddruk wordt opgebouwd. Deze ontstaat pas na circa drie tot vijf compressies.[4] Een theoretisch model berekende dat een verhouding compressie : beademing van 30 : 2 de beste bloedstroom en zuurstofafgifte zou geven.[5]
Onderzoek heeft aangetoond dat de hemodynamiek verbetert als borstcompressies worden uitgevoerd in een hoog tempo (> 120 per minuut).[6] Er zijn echter ook studies waarbij geen hemodynamische verandering wordt aangetoond bij hoogfrequente CPR.[7] Niet alleen het tempo bepaalt de effectiviteit van borstcompressies maar ook de compressiediepte, de verhouding compressie : decompressie en het zogeheten leunen.[8,9,10] Een compressietempo van 100/min lijkt de beste frequentie om een adequate diepte (4-5 cm) en

compressie : decompressieverhouding (1 : 1) te garanderen, waarbij de hulpverlener ook niet al te snel vermoeid raakt.

Ventilatie
Bij een bewusteloze patiënt in rugligging bestaat er een grote kans op luchtwegobstructie door blokkade van de larynx door de tongbasis. Deze blokkade kan gemakkelijk worden verholpen door kinlift en hoofdkantelmethode. Deze methode blijkt effectief, veilig en gemakkelijk te kunnen worden aangeleerd.[11]
Er zijn nog geen prospectieve studies die de basale reanimatie zonder mond-op-mondbeademing hebben bestudeerd. Wel zijn er studies waaruit mogelijk blijkt dat alleen borstcompressies in de eerste minuten van een reanimatie net zo effectief zijn als de combinatie met mond-op-mondbeademing.[12,13] Vooralsnog blijft de combinatie de aanbevolen standaard.

DE AUTOMATISCHE EXTERNE DEFIBRILLATOR (AED)
Ook voor het gebruik van een automatische externe defibrillator (AED) gelden richtlijnen bepaald door de NRR.[14] De AED is een defibrillator die door gesproken (soms visuele) opdrachten de hulpverlener door de behandelingsvolgorde leidt. Op deze manier kan een leek de defibrillator na eenvoudige training bedienen. Er zijn twee typen AED's. Een semi-automatische die een defibrillatieschok adviseert en daarna oplaadt, waarna de hulpverlener de schok toedient door zelf de knop in te drukken. De volautomatische AED dient de defibrillatieschok ook toe. In het ziekenhuis is de AED mogelijk een uitkomst bij afdelingen met hoge incidentie van plotse circulatiestilstanden en afgelegen afdelingen.
Voor gebruik van een AED zijn twee aspecten zeer belangrijk:
1. Volg de instructies van de AED strikt op.
2. Zorg ervoor dat basale reanimatiehandelingen zo kort mogelijk worden onderbroken.

SPECIALISTISCHE REANIMATIE (ALS)
Specialistische reanimatie (Advanced Life Support, ALS), wordt in het ziekenhuis uitgevoerd door een speciaal hiervoor getraind reanimatieteam. Het is aan te bevelen dat zo'n team uit ten minste drie leden bestaat, zoals eerder beschreven in dit hoofdstuk. Specialistische reanimatie is gebaseerd op drie peilers:
1. Zorg voor een veilige en werkbare omgeving.
2. Handel volgens de richtlijnen van de NRR.[15]

3. Diagnosticeer de oorzaak van de circulatiestilstand en start dan zo snel mogelijk de probleemspecifieke behandeling.

Defibrillatie
De tijd tot defibrillatie is bepalend voor de overlevingskans van de patiënt met een defibrilleerbaar hartritme: ventrikelfibrilleren (VF) en polsloze ventriculaire tachycardie (VT). Uit onderzoek in een prehospitale setting blijkt dat bij een delay van zeven minuten van collaps tot defibrillatie, de overleving met 50% is gereduceerd.[16]
De golfvorm van de defibrillatieschok kan monofasisch of bifasisch zijn. Met name bij cardioversie voor atriumfibrilleren is de bifasische golfvorm effectiever dan de monofasische.[17] Voor ventrikelfibrilleren is het wetenschappelijk bewijs nog mager; er zijn echter hoopvolle studies hierover op komst.[18,19]
Er is onderzoek gedaan naar de meest effectieve eerste defibrillatieschok met zo min mogelijk myocardschade.[20] Hieruit blijkt dat het succespercentage van de eerste schok voor de bifasische golfvorm met 150-200 joules tussen de 86-98 ligt. Dit is voor de monofasische 200 joules tussen de 77-91%. In verband met lagere effectiviteit van de monofasische golfvorm wordt geadviseerd te starten met 360 joules.

Basale reanimatie tijdens ALS
Tot voor kort was het onomstreden dat bij patiënten met VF-defibrillatie de hoogste prioriteit had en ook als eerste reanimatiehandeling diende te worden uitgevoerd. Twee onderzoeken uitgevoerd in de prehospitale setting hebben echter de discussie gestart om, indien sprake is van lang delay zonder dat gestart is met reanimatie, eerst te starten met hartmassage en beademing alvorens te defibrilleren.[21,22] Ook al is er op de technische uitvoering van de onderzoeken het nodige aan te merken, er is wel een goede valide pathofysiologische achtergrond. We weten dat de amplitude van VF naarmate de tijd vordert, afneemt en dit proces wordt niet alleen vertraagd door basale reanimatiehandelingen. Er zijn studies die zelfs tijdelijk een toename van de amplitude hebben waargenomen.[23,24] De moeilijkheid is te bepalen bij welke delay eerst te starten met basale reanimatie en dan pas te defibrilleren. Verder is het praktisch vaak onmogelijk het tijdsinterval van collaps tot aankomst van het reanimatieteam nauwkeurig te bepalen. Mogelijk ligt het antwoord in het ECG. Door het VF-golfpatroon te analyseren (amplitude, frequency spectra, amplitude spectrum analysis e.d.), kunnen we misschien in de toekomst bepalen wanneer VF eerst basale reanimatie nodig heeft en

wanneer direct gedefibrilleerd dient te worden. Deze analyse zou de defibrillator dan binnen enkele seconden verrichten, waarna een advies volgt. Gelukkig doet dit probleem zich in de ziekenhuissituatie nauwelijks voor. Vooralsnog wordt geadviseerd, indien de collaps langer dan vijf minuten geleden is en er niet is gestart met reanimatiehandelingen, niet direct te defibrilleren. Er dient dan eerst twee minuten hartmassage te worden uitgevoerd. Ook bij fijnslagig VF, dat vaak moeilijk is te onderscheiden van asystolie, wordt geadviseerd met basale reanimatie te starten.

Ten aanzien van hartmassage tijdens de specialistische reanimatie is het van het allergrootste belang dat deze goed wordt uitgevoerd. Verder moeten de onderbrekingen van de hartmassage tot een minimum worden beperkt.

Beademing tijdens ALS

Endotracheale intubatie is de beste methode om een patiënt te beademen tijdens de reanimatie. De luchtweg is op deze manier het beste beschermd tegen aspiratie. Bij een geïntubeerde patiënt kan de hartmassage continu worden gegeven, zonder dat deze onderbroken hoeft te worden voor de ventilatie. Er wordt dan geadviseerd te beademen met een frequentie van tien keer per minuut. Medicatie geven via de endotracheale tube is omstreden en wordt alleen geadviseerd indien er geen intraveneuze of intraossale toegang is verkregen.

Bij afwezigheid van personeel getraind in endotracheale intubatie, moet een andere beademingsmethode worden uitgevoerd. De laryngeal mask airway (LMA) of gewoon het beademingsmasker met ballon, mits adequaat uitgevoerd, zijn goede alternatieven. Er is hierbij geen sprake van een beschermde of gezekerde luchtweg, dus kans op aspiratie blijft bestaan. Verder dient opgemerkt te worden dat hierbij wel afwisselend hartmassage en beademing moeten plaatsvinden met de ratio 30 : 2 en dat dit geen toedieningsroutes zijn voor medicatie.

Medicatie tijdens reanimatie

Adrenaline
Indicatie: alle situaties waarbij sprake is van een circulatiestilstand. De werking van adrenaline tijdens reanimatie is gebaseerd op de vasoconstrictie (α-adrenerg effect).[25] Het wetenschappelijk bewijs voor dit medicament tijdens reanimatie komt overigens alleen uit dierexperimentele studies. De aanbevolen dosis is 1 mg per keer als bolusinjectie, wat om de drie tot vijf minuten wordt herhaald, zolang sprake is van een circulatiestilstand. Er zijn enkele

studies gedaan naar hogere doses, wat echter geen invloed bleek te hebben op de uitkomst.[26,27] De β-adrenerge effecten (positieve chronotropie en inotropie) van adrenaline worden in de reanimatiesituatie als een nadeel beschouwd. Om deze reden is gezocht naar andere vasopressoren. Hiervan leek vasopressine de meest belovende; hoewel in recente meta-analyse toch niet het gehoopte wetenschappelijk bewijs werd geleverd.[28]

Amiodaron
Indicatie: persisterend ventrikelfibrilleren en ventriculaire tachycardieën. In een aantal studies bleek amiodaron beter dan placebo en lidocaïne in het initiële reanimatiesucces.[29,30] Opgemerkt dient te worden dat ten aanzien van overleving tot ziekenhuisontslag, amiodaron geen significante verbetering gaf. Verder zijn de studies uitgevoerd volgens oude richtlijnen, namelijk 'tripleshock'-strategie. Geadviseerd wordt de eerste dosis 300 mg als bolusinjectie te geven, opgelost in 20 ml fysiologisch zout en na de derde defibrillatieschok. Persisteert VF dan kan een tweede bolus van 150 mg worden gegeven na de vijfde defibrillatie, eventueel gevolgd door continue infusie 900 mg/24 uur.

Lidocaïne
Indicatie: alternatief als amiodaron niet beschikbaar is. De dosis is 1 mg/kg lichaamsgewicht. Ontraden wordt om lidocaïne te geven als amiodaron al eens is toegediend.

Magnesiumsulfaat
Indicatie: persisterend VF of VT bij verdenking op hypomagnesiëmie (kaliuretische diuretica); torsade de pointes en digitalisintoxicatie. Aanbevolen dosis tijdens reanimatie is 8 mmol of 2 g magnesiumsulfaat intraveneus.

Atropine
Indicatie: polsloze elektrische activiteit (PEA) met een hartfrequentie van < 60/minuut en asystolie. Er is geen wetenschappelijk bewijs voor gebruik van atropine tijdens reanimatie. Op theoretische basis en bij afwezigheid van relevante bijwerkingen is atropine echter gehandhaafd in de richtlijnen voor specialistische reanimatie. Aanbevolen dosis is 3 mg in één keer als bolus.

Natriumbicarbonaat
Indicatie: hyperkaliëmie, intoxicatie tricyclische antidepressiva en ernstige metabole acidose. Bij hyperkaliëmie en intoxicatie tricyclische antidepressi-

va is natriumbicarbonaat onomstreden (level I evidence), met aanbevolen dosis van 50 mmol.[31] Gebruik van natriumbicarbonaat voor de correctie van metabole acidose is nog steeds een controversieel onderwerp. Er zijn geen klinische studies waarbij buffers een gunstig effect op de overleving tonen.[32,33] De uitkomsten van vele dierexperimentele studies tonen vaak tegenovergestelde resultaten.[34,35] De belangrijkste bijwerkingen van natriumbicarbonaat zijn: paradoxe acidose; hyperosmolariteit en inactivatie van toegediende adrenaline. Andere buffers (tris-buffer, carbicarb) doen het niet beter en vaak zelfs slechter dan natriumbicarbonaat. Mocht natriumbicarbonaat toch voor de correctie van metabole acidose worden gebruikt bij een reanimatie, dan in ieder geval op geleide van (centraal) veneus bloedgas bij optimale ventilatie en hartmassage.

Calciumchloride
Indicatie: hypokaliëmie, hyperkaliëmie en overdosering calciumantagonisten. Geef 10 ml calciumchloride 10% en herhaal dit zo nodig.

POSTREANIMATIEZORG (PLS)

Optimaliseren ventilatie
Na een reanimatie is er vaak nog een verminderd bewustzijn. In deze gevallen is het dikwijls raadzaam een patiënt te sederen, intuberen en ventilatie te controleren door middel van beademing. Belangrijk is de CO_2-uitwas en arteriële pCO_2 en pO_2 te bewaken en optimaliseren. Hyperventilatie (lage arteriële pCO_2) tijdens deze fase moet worden voorkomen.[36]

Stabiliseren circulatie
In de periode vlak na een geslaagde reanimatie is de circulatie vaak instabiel. Zorg voor goede hemodynamische monitoring (bijv. arterielijn, Swan-Ganzkatheter), zeker als de patiënt therapeutische hypothermie zal ondergaan. Probeer met inotrope, vasoactieve middelen en diuretica de circulatie zo te stabiliseren dat er adequate orgaanperfusie plaatsvindt.
Indien er aanwijzing is voor een acuut transmuraal myocardinfarct heeft revascularisatie door middel van PTCA een gunstige invloed op de uitkomst.[37] Een kleinere Nederlandse studie heeft dit voordeel niet kunnen aantonen.[38] Het advies is: een poging tot revascularisatie, met primaire PTCA als voorkeur, ook al kan dit eventuele therapeutische hypothermie vertragen.

Controle metabole stoornissen
Hyperglykemie is geassocieerd met verminderde neurologische uitkomst.[39,40] Het is daarom belangrijk de serumglucose in de postreanimatiefase goed te reguleren.
Verder wordt geadviseerd het serumkalium binnen de 4,0-4,5 mmol/l te houden.

Optimaliseren neurologisch herstel

Therapeutische hypothermie
Milde hypothermie (32-34 °C; 12-24 uur) onderdrukt waarschijnlijk allerlei processen die gepaard gaan met reperfusiebeschadigingen. Tevens heeft het een krachtig antipyretisch effect. De waarde van hypothermie is bewezen in twee studies die uitgingen van patiënten met VF na een reanimatie buiten het ziekenhuis.[41,42] Op pathofysiologische gronden is het goed denkbaar dat therapeutische hypothermie ook van waarde is bij andere initiële hartritmen en bij patiënten die gereanimeerd zijn in het ziekenhuis. Er zijn ook, weliswaar kleine, studies die het gunstige effect tonen bij non-VF-patiënten.[43] Om deze reden adviseren de richtlijnen dan ook iedere bewusteloze patiënt met herstelde circulatie na reanimatie te koelen.

Insultbehandeling
Insulten en stuiptrekkingen komen vaak voor na reanimatie. Meerdere insultperioden zijn geassocieerd met een slechtere neurologische uitkomst.[44] Behandel deze met benzodiazepinen, fenytoïne, propofol of barbituraten.

LITERATUUR

1. Nederlandse Reanimatie Raad. Basale reanimatie van volwassenen. Richtlijnen Reanimatie 2006 in Nederland van de Nederlandse Reanimatie Raad (p. 11-14).
2. Bahr J, Klingler H, Panzer W, Rode H, Kettler D. Skills of lay people in checking the carotid pulse. *Resuscitation* 1997;**35**:23-6.
3. Paradis NA, Martin GB, Goetting MG, et al. Simultaneous aortic, jugular bulb, and right atrial pressure during cardiopulmonary resuscitation in humans. Insights into mechanisms. *Circulation* 1989;**80**:361-8.
4. Berg RA, Sanders AB, Kern KB, et al. Adverse hemodynamic effects of interrupting chest compressions for rescue breathing during cardiopulmonary resuscitation for ventricular fibrillation cardiac arrest. *Circulation* 2001;**105**:645-9.
5. Babbs C, Kern KB. Optimum compression to ventilation ratios in CPR under rea-

listic, practical conditions: a physiological and mathematical analysis. *Resuscitation* 2002;**54**:147-57.
6 Feneley MP, Maier GW, Kern KB, et al. Influence of compression rate on initial success of resuscitation and 24 hour survival after prolonged manual cardiopulmonary resuscitation in dogs. *Circulation* 1988;**77**:240-50.
7 Tucker KJ, Khan J, Idris A, Savitt MA. The biphasic mechanism of blood flow during cardiopulmonary resuscitation: a physiologic comparison of active compression-decompression and high impulse manual external cardiac massage. *Ann Emerg Med* 1994;**24**:895-906.
8 Bellamy RF, DeGuzman LR, Pedersen DC. Coronary blood flow during cardiopulmonary resuscitation in swine. *Circulation* 1984;**69**:174-80.
9 Wolfe JA, Maier GW, Newton Jr JR, et al. Physiologic determinants of coronary blood flow during external cardiac massage. *J Thorac Cardiovasc Surg* 1988;**95**:523-32.
10 Yannopoulos D, McKnite S, Aufderheide TP, et al. Effects on incomplete chest wall decompression during cardiopulmonary resuscitation on coronary and cerebral perfusion pressures in a porcine model of cardiac arrest. *Resuscitation* 2005;**64**:363-72.
11 Elam JO, Greene DG, Schneider MA, et al. Head-tilt method of oral resuscitation. *JAMA* 1960;**172**:812-5.
12 Hallstrom A, Cobb L, Johnson E, Copass M. Cardiopulmonary resuscitation by chest compression alone or with mouth-to-mouth ventilation. *N Engl J Med* 2000;**342**:1546-53.
13 Waalewijn RA, Tijssen JG, Koster RW. Bystander initiated actions in out-of-hospital cardiopulmonary resuscitation: results from the Amsterdam Resuscitation Study (ARREST). *Resuscitation* 2001;**50**:273-9.
14 Nederlandse Reanimatie Raad. Het gebruik van de Automatische Externe Defibrillator (AED). Richtlijnen Reanimatie 2006 in Nederland van de Nederlandse Reanimatie Raad (p. 18-20).
15 Nederlandse Reanimatie Raad. Specialistische reanimatie van volwassenen. Richtlijnen Reanimatie 2006 in Nederland van de Nederlandse Reanimatie Raad (p. 21-29).
16 Waalewijn RA, Vos R de, Tijssen JG, Koster RW. Survival models for out-of-hospital cardiopulmonary resuscitation from the perspectives of the bystander, the first responder, and the paramedic. *Resuscitation* 2001;**51**:113-22.
17 Koster RW, Dorian P, Chapman FW, Schmitt PW, O'Grady SG, Walker RG. A randomized trial comparing monophasic and biphasic waveform shocks for external cardioversion of atrial fibrillation. *Am Heart J* 2004;**147**:e20.
18 Alem AP van, Chapman FW, Lank P, Hart AA, Koster RW. A prospective, random-

ised and blinded comparison of first shock success of monophasic and biphasic waveforms in out-of-hospital cardiac arrest. *Resuscitation* 2003;**58**:17-24.
19 Morrison JL, Dorien P, Long J, et al. Out-of-hospital cardiac arrest rectilinear biphasic to monophasic damped sine defibrillation waveforms with advanced life support intervention trial (ORBIT). *Resuscitation* 2005;**66**:149-57.
20 Martens PR, Russell JK, Wolcke B, et al. Optimal Response to Cardiac Arrest study: defibrillation waveform effects. *Resuscitation* 2001;**49**:233-43.
21 Cobb LA, Fahrenbruch CE, Wals TR, et al. Influence of cardiopulmonary resuscitation prior to defibrillation in patients with out-of-hospital ventricular fibrillation. *JAMA* 1999;**281**:1182-8.
22 Wik L, Hansen TB, Fylling F, et al. Delaying defibrillation to give basic cardiopulmonary resuscitation to patients with out-of-hospital ventricular fibrillation. *JAMA* 2003;**289**:1389-95.
23 Waalewijn RA, Nijpels MA, Tijssen JG, Koster RW. Prevention of deterioration of ventricular fibrillation by basic life support during out-of-hospital cardiac arrest. *Resuscitation* 2002;**54**:31-6.
24 Eftestøl T, Wik L, Sunde K, Steen PA. Effects of cardiopulmonary resuscitation on predictors of ventricular fibrillation defibrillation success during out-of-hospital cardiac arrest. *Circulation* 2004;**110**:10-5.
25 Otto CW, Yakaitis RW, Blitt CD. Mechanism of action of epinephrine in resuscitation from asphyxial arrest. *Crit Care Med* 1981;**9**:321-4.
26 Stiell IG, Hebert PC, Weitzman BN, et al. High-dose epinephrine in adult cardiac arrest. *N Engl J Med* 1992;**327**:1045-50.
27 Brown CG, Martin DR, Pepe PE, et al. A comparison of standard-dose and high-dose epinephrine in cardiac arrest outside the hospital. The Multicenter High-Dose Epinephrine Study Group. *N Engl J Med* 1992;**327**:1051-5
28 Aung K, Htay T. Vasopressin for cardiac arrest: a systematic review and meta-analysis. *Arch Intern Med* 2005;**165**:17-24.
29 Kudenchuk PJ, Cobb LA, Copass MK, et al. Amiodarone for resuscitation after out-of-hospital cardiac arrest due to ventricular fibrillation. *N Engl J Med* 1999;**341**:871-8.
30 Dorian P, Cass D, Schwartz B, Cooper R, Gelaznikas R, Barr A. Amiodarone as compared with lidocaine for shock-resistant ventricular fibrillation. *N Engl J Med* 2002;**346**:884-90.
31 Sandeman DJ, Alahakoon TI, Bentley SC. Tricyclic poisoning successful management of ventricular fibrillation following massive overdose of imipramine. *Anaesth Intensive Care* 1997;**25**:542-5.
32 Weil MH, Trevino RP, Rackow EC. Sodium bicarbonate during CPR. Does it help or hinder? *Chest* 1985;**88**:487.

33 Aufderheide TP, Martin DR, Olson DW, et al. Prehospital bicarbonate use in cardiac arrest: a 3-year experience. *Am J Emerg Med* 1992;**10**:4-7.
34 Kette F, Weil MH, Planta M von, Gazmuri RJ, Rackow EC. Buffer agents do not reverse intramyocardial acidosis during cardiac resuscitation. *Circulation* 1990;**5**:1660-6.
35 Bar-Joseph G, Weinberger T, Castel T, et al. Comparison of sodium bicarbonate, Carbicarb, and THAM during cardiopulmonary resuscitation in dogs. *Crit Care Med* 1998;**26**:1397-408.
36 Buunk G, Hoeven JG van der, Meinders AE. Cerebrovascular reactivity in comatose patients resuscitated from a cardiac arrest. *Stroke* 1997;**28**:1569-79.
37 Spaulding CM, Joly LM, Monchi M, Weber SN, Dhainaut JF, Carli P. Immediate coronary angiography in survivors of out-of-hospital cardiac arrest. *N Engl J Med* 1997;**336**:1629-33.
38 Bulut S, Aengevaeren WR, Luijten HJ, Verheugt FW. Successful out-of-hospital cardiopulmonary resuscitation: what is the optimal in-hospital treatment strategy? *Resuscitation* 2000;**47**:155-61.
39 Longstreth Jr WT, Inui TS. High blood glucose level on hospital admission and poor neurological recovery after cardiac arrest. *Ann Neurol* 1984;**15**:59-63.
40 Mackenzie CF. A review of 100 cases of cardiac arrest and the relation of potassium, glucose, and haemoglobin levels to survival. *West Indian Med* 1975;**24**:39-45.
41 Hypothermia After Cardiac Arrest Study Group. Mild therapeutic hypothermia to improve the neurologic outcome after cardiac arrest. *N Engl J Med* 2002;**346**:549-56.
42 Bernard SA, Gray TW, Buist MD, et al. Treatment of comatose survivors of out-of-hospital cardiac arrest with induced hypothermia. *N Engl J Med* 2002;**346**:557-63.
43 Bernard SA, Jones BM, Horne MK. Clinical trial of induced hypothermia in comatose survivors of out-of-hospital cardiac arrest. *Ann Emerg Med* 1997;**30**:146-53.
44 Snyder BD, Hauser WA, Loewenson RB, Leppik IE, Ramirez-Lassepas M, Gumnit RJ. Neurologic prognosis after cardiopulmonary arrest, III: seizure activity. *Neurology* 1980;**30**:1292-7.

Anamnese, fysische diagnostiek en beeldvorming bij acute pijn op de borst en kortademigheid

R.B.A. van den Brink en J.H. Kirkels

INLEIDING

Men kan zich afvragen: waarom zou ik eigenlijk een anamnese en lichamelijk onderzoek verrichten bij de patiënt die met een acute ernstige klacht (pijn op de borst of kortademigheid), op de Eerste Harthulp binnenkomt, als je zulke goede beeldvormende technieken tot je beschikking hebt. De belangrijkste reden is dat toepassing van een niet-geïndiceerde beeldvormende techniek bij een patiënt met een lage a priori kans op een bepaalde aandoening vaker leidt tot een fout-positieve uitslag, tijdsverlies en duur is.

In het proces om te komen tot een uiteindelijke diagnose kunnen de onderdelen anamnese en lichamelijk onderzoek beschouwd worden als individuele diagnostische tests, net als ECG, echocardiografie, CT-scan of MRI-onderzoek. Op elke diagnostische test is het Bayes theorema van toepassing. Dit theorema beschrijft de waarschijnlijkheid dat de patiënt een bepaalde ziekte heeft bij de aanwezigheid van (een combinatie van) bepaalde klinische symptomen of verschijnselen. Om deze waarschijnlijkheid te bepalen, is het natuurlijk noodzakelijk dat men op de hoogte is van de prevalentie van die ziekte. Bijvoorbeeld: pijn op de borst wordt bij een 60-jarige man veel vaker veroorzaakt door een myocardinfarct dan bij een 20-jarig meisje.

In dit hoofdstuk wordt per hoofdklacht aandacht besteed aan:
- de prevalentie van de aandoening;
- de waarde (nauwkeurigheid en betrouwbaarheid) van anamnestische, fysisch-diagnostische bevindingen en hulponderzoeken, voor het stellen van een bepaalde waarschijnlijkheidsdiagnose.

PIJN OP DE BORST

Oriënterende anamnese bij pijn op de borst. De anamnese is in eerste instantie gericht op de meest waarschijnlijke levensbedreigende aandoeningen, namelijk myocardinfarct, aortadissectie en longembolie.

De anamnese van pijn op de borst dient binnen vijf minuten systematisch te worden uitgevraagd. Vraag aan de patiënt naar de aard van de pijn, de plaats, uitstraling, welke omstandigheid de pijn opwekt, wat de pijn doet verminderen of verdwijnen en of de patiënt die pijn al eerder heeft gehad. Vraag naar de duur, frequentie, of de pijn reageert op nitroglycerine s.l. en of hij gepaard gaat met vegetatieve bijverschijnselen of dyspneu. Ook is het

Tabel 1. Differentiaaldiagnostiek van pijn op de borst met behulp van de anamnese.

orgaan	syndroom	klinische beschrijving	belangrijkste onderscheidende kenmerken
cardiaal	angina pectoris (AP)	retrosternale druk of brandend gevoel uitstralend naar nek, kaak, epigastrium, schouders, één of beide armen	opgewekt door inspanning, koude, emotie; duur < 2 tot 10 min
	rust AP of instabiele AP	hetzelfde als AP, maar heviger	meestal < 20 min; verlaagde inspanningstolerantie
	acuut myocardinfarct	hetzelfde als AP, maar heviger	plots begin, meestal ≥ 30 min; vaak gepaard met kortademigheid, misselijkheid, braken en/of zweten
	pericarditis	scherpe, pleuritische pijn, verergerd door liggen en diep inademen, en afnemend bij (voorover)zitten, variabele duur	pericardwrijven
vasculair	aortadissectie	heftige, scheurende pijn, plots beginnend voor in de borst, uitstralend naar de rug	heftige, continue pijn; vaak hypertensie, bicuspide klep of Marfan in voorgeschiedenis
	longembolie	plotseling beginnende dyspneu en pijn, vaak pleuritisch karakter bij longinfarct	dyspneu, tachypneu, tachycardie, rechtsdecompensatie
	pulmonale hypertensie	retrosternale druk verergerend door inspanning	pijn met dyspneu en soms duizelig bij inspanning
pulmonaal	pleuritis en/of pneumonie	pleuritische pijn, kortdurend in aangedaan gebied	pleuritische pijn lateraal met dyspneu
	spontane pneumothorax	plots begin van eenzijdige pleuritische pijn met dyspneu	abrupt begin van dyspneu en pijn

Behoudens de in deze tabel genoemde differentiaaldiagnosen kan ook sprake zijn van minder acuut bedreigende aandoeningen, zoals slokdarm-, maag- of galblaaspathologie, pancreatitis, costochondritis, gordelroos of een paniekaanval.

goed om bij de anamnese te letten op de 'lichaamstaal' van de patiënt (denk aan het klassieke gebaar waarbij de patiënt beide vuisten op het borstbeen drukt). Zie tabel 1 voor de belangrijkste differentiaaldiagnostiek van pijn op de borst via de anamnese. Naast de hiervoor genoemde anamnestische gegevens gebruikt men bij het stellen van een waarschijnlijkheidsdiagnose bijkomende informatie, zoals leeftijd, geslacht en voorgeschiedenis van coronarialijden, hypertensie, Marfan, immobilisatie, trombosebeen. De waarde van al deze afzonderlijke anamnestische gegevens voor de uiteindelijke diagnose is relatief slecht onderzocht.

Oriënterend lichamelijk onderzoek bij pijn op de borst. Het oriënterend lichamelijk onderzoek moet er in eerste instantie op gericht zijn om vast te stellen of sprake is van een levensbedreigende toestand (acuut coronair syndroom, longembolie, aortadissectie, tamponade, spanningspneumothorax).
Bekijk de patiënt: is deze onrustig, dyspnoïsch, transpireert de patiënt? Voel de pols (vulling, wegvallen van de pols bij inspiratie, polsverschil tussen links en rechts). Voel de acra (koude acra wijzen op slechte perifere doorbloeding door welke oorzaak dan ook). Voelt de patiënt klam aan? Meet de bloeddruk (pulsus paradoxus). Bekijk de centraal veneuze druk (verhoogd of verlaagd). Ausculteer vervolgens hart en longen. Deze eenvoudige handelingen geven direct een indicatie over de ernst van de situatie.

Acuut coronair syndroom (ACS)

Anamnese bij acuut coronair syndroom (ACS). Swap et al.[1] hebben een systematische review van de literatuur verricht naar de waarde en beperkingen van anamnestische gegevens bij patiënten verdacht van een ACS. In deze studie blijken de likelihood ratio van verschillende anamnestische gegevens voor de diagnose ACS te liggen tussen 0,2 en 4,7. Hierbij is er een hogere likelihood ratio (> 1; ACS waarschijnlijker) bij: uitstraling van pijn naar armen of schouders, optreden bij inspanning, vegetatieve verschijnselen, gelijkenis van pijn met de pijn bij eerder bewezen coronarialijden en een drukkend gevoel. Geregeld ervaart de patiënt de klacht niet als pijn maar als druk. Er is een lage likelihood ratio (< 1; ACS minder waarschijnlijk) bij een pleuritisch karakter van de pijn (ademhalingsgebonden of bij hoesten), houdingsafhankelijkheid, een stekende pijn, of opwekbare pijn bij druk. Pijn die vaker optreedt en niet gerelateerd is aan inspanning of emoties of die gelokaliseerd is in een klein gebied onder de mammae, die vele uren of enkele seconden duurt, heeft ook een vrij lage likelihood ratio voor ACS.
Eén op de drie patiënten met een ACS heeft geen pijn op de borst.[2] Deze pa-

tiënten met een ACS presenteren zich met kortademigheid, vegetatieve verschijnselen (zweten, misselijkheid, braken), plotse ernstige moeheid, of syncope in combinatie of als enig symptoom, of in een later stadium met de complicaties van een ACS.[3] Atypische klachten komen vooral voor bij vrouwen, ouderen en patiënten met diabetes mellitus, na een doorgemaakte ischemisch cerebrovasculaire aandoening en/of hartfalen. In een subgroep van patiënten met al deze risicofactoren was het percentage met atypische klachten zelfs 63.[2]

Lichamelijk onderzoek bij ACS. Dit moet gericht zijn op het vaststellen van hemodynamische instabiliteit (bloeddruk ≤ 90 mmHg, snelle pols, koude acra) en tekenen van links en/of rechts decompensatio cordis.
Bij auscultatie van het hart moet bij een hemodynamisch instabiele patiënt met ACS speciaal worden gelet op een systolisch geruis, dat kan wijzen op een ventrikelseptumruptuur of papillairspierruptuur. Men moet zich realiseren dat bij een papillairspierruptuur met systolisch lage druk in het linkerventrikel (LV) en hoge druk in het linkeratrium (LA), het systolisch geruis soms nauwelijks hoorbaar is.
Indien sprake is van cardiogene shock, zijn de belangrijkste mogelijke oorzaken in volgorde van frequentie: LV-disfunctie (78%), acute ernstige mitralisklepinsufficiëntie (7%), ventrikelseptumruptuur (4%), geïsoleerde RV-disfunctie (3%), tamponade/wandruptuur (1,5%) of overige (7%), zoals tevoren aanwezige ernstige klepafwijking, medicamenteus veroorzaakte brady-aritmie (bètablokker of calciumantagonist) of complicatie van hartkatheterisatie.[4]

Echocardiogram bij ACS. Bij een hemodynamisch instabiele patiënt met een ACS dient altijd direct een echocardiogram te worden gemaakt.
Dit is gericht op het aantonen van:
- mechanische complicaties van het myocardinfarct;
  - aneurysma cordis (trombus);
  - ventrikelseptumruptuur;
  - ernstige mitralisklepinsufficiëntie (papillairspierdisfunctie of papillairspierruptuur);
  - vrije-wandruptuur met tamponade;
- uitgebreidheid van wandbewegingsstoornissen in linker- en of rechterventrikel;
- aortadissectie (al dan niet met tamponade).

Mechanische complicaties van ACS
Men onderscheidt drie vormen van myocardruptuur: ventrikelseptumruptuur (VSR), vrije-wandruptuur en papillairspierruptuur. Van alle geobduceerde *fatale* hartinfarcten in het ziekenhuis is circa één op de tien het gevolg van een myocardruptuur.[5] Incidentie en tijdstip van optreden van myocardruptuur zijn afhankelijk van het feit of de patiënt wel of geen reperfusietherapie heeft gehad en of de reperfusietherapie bestond uit trombolyse of PTCA (zie tabel 2). De incidentie van myocardruptuur bij primaire PTCA is het laagst (< 1%).[6]
Voorspellers voor myocardruptuur zijn leeftijd > 50 jaar, eerste infarct, vrouw en afwezigheid van collateralen.
Wat betreft de klinische presentatie zijn er geen systematische prospectieve studies naar frequentie en nauwkeurigheid van de diverse anamnestische en fysisch-diagnostische kenmerken van myocardruptuur (zie tabel 2).
Echocardiografie is onontbeerlijk bij klinische verdenking op een myocardruptuur en de verdenking hierop moet altijd direct rijzen als een patiënt met een ACS hemodynamisch instabiel wordt.

Echocardiografie bij VSR is gericht op het aantonen van een links-rechts shunt; dat wil zeggen turbulente flow over het interventriculair septum met acceleratie (PISA-bolletje) aan de LV-zijde van het septum en turbulente flow aan de RV-zijde van het septum. Bij het voorwandinfarct (LAD-gebied) is de lokalisatie van de shunt apicaal (vooral zichtbaar in de vier-kamerblik en subcostale blikrichting). Hierbij wordt turbulente flow in de RV-apex gezien en tekenen van RV-volumeoverbelasting. Bij het onderwandinfarct (RCA-gebied) is de lokalisatie van de shunt vaak basaal (vooral zichtbaar in de parasternale basale korte as en vier-kamerblik op basaal niveau), maar soms ook meer naar apicaal, afhankelijk van het verzorgingsgebied van de r. descendens posterior. Hierbij wordt turbulente flow in de RV gezien en tekenen van RV-volumeoverbelasting.

Echocardiografie bij vrije-wandruptuur. Hierbij is pericardvocht zichtbaar dat door stolselvorming een vrij echodens aspect heeft. Daarnaast is er collaps van atria en ventrikels.
Soms wordt de vrije-wandruptuur afgedekt door stolselvorming en ontstaat een 'pseudoaneurysma'. De wand hiervan wordt gevormd door epicard, pericard en georganiseerde trombus en is zwak met een grote kans op verdere doorbraak naar de pericardholte. Het pseudoaneurysma onderscheidt zich van een 'waar' aneurysma, doordat er bij een pseudoaneurysma een smalle

Tabel 2. Klinische verschijnselen van ventrikelseptumruptuur, vrije-wandruptuur en papillairspierruptuur (naar Birnbaum et al.[7]).

	ventrikelseptumruptuur	vrije-wandruptuur	papillairspierruptuur
incidentie			
geen reperfusietherapie	1-3%	0,8-6,2%	1% (PM > AL papillairspier)
trombolyse	0,2-0,3%	zelfde bij trombolyse	?
primaire PTCA	0,002%	0,007%	?
tijdstip			
geen reperfusietherapie	tweetoppige verdeling: < 24 uur en 3-5 dagen	1-7 dagen	1 dag (1-14 dg)
trombolyse	< 24 uur	2-3 dagen	?
primaire PTCA	2 dagen	2 dagen	?
anamnese	pijn op de borst dyspneu	collaps pijn op de borst	plotse dyspneu pijn op de borst
lichamelijk onderzoek	shock RV-falen op de voorgrond	plotse shock elektromechan. dissociatie	plotse shock longoedeem op de voorgrond
– CVD	verhoogd	verhoogd	norm./verhoogd
– pulsus paradoxus*	nee	ja	nee
– nieuw geruis	90%	25%	50%
– timbre en plaats	ruw, (luid) holosystolisch geruis (punctum maximum LSR) voortgeleid naar basis en apex (verdwijnt als circulatie verslechtert)		holosystolisch geruis op apex (zachter als hemodynamische toestand slechter is)
– systolische thrill	ja (verdwijnt als circulatie verslechtert)	nee	vrijwel nooit
elektrocardiogram			
– voorwandinfarct	66%	50%	25%

* Wegvallen van de pols bij inspiratie (diagnose bij 'handoplegging') of systolische bloeddruk bij inspiratie > 10 mmHg lager dan bij expiratie.

verbinding tussen het LV-lumen en het aneurysma bestaat ('smalle hals'), terwijl deze verbinding bij een 'waar' aneurysma breed is. Het is belangrijk het pseudoaneurysma te herkennen, aangezien chirurgische interventie hiervoor (meestal) geïndiceerd is door de hoge ruptuurkans.

Echocardiografie bij papillairspierruptuur. Hierbij is een ernstige MI en flail mitralisklep zichtbaar. Partiële papillairspierruptuur van de posteromediale papillairspier (die een enkelvoudige bloedvoorziening door de r. descendens posterior heeft) komt drie- tot zesmaal vaker voor dan van de anterolaterale papillairspier (die een dubbele bloedvoorziening heeft door de diagonale tak en de r. circumflexus). In tegenstelling tot ventrikelseptumruptuur en vrijewandruptuur kan een partiële papillairspierruptuur ook voorkomen bij een 'non-Q-wave-infarct'.

Aortadissectie

Anamnese bij aortadissectie. Klompas[8] verrichtte een systematische review naar de nauwkeurigheid van anamnestische, fysisch-diagnostische tekenen en de thoraxfoto voor het stellen van de diagnose aortadissectie. Gouden standaard voor de diagnose was chirurgische bevinding, obductie, MR-angiogram, CT-scan of transoesofageaal echocardiogram. Opvallend was dat op één na alle studies retrospectief waren en slechts vier studies een controlegroep bevatten. Uit deze review bleek dat het overgrote deel van de patiënten zich presenteert met thoracale pijn (sensitiviteit 90%), die zeer hevig is (sensitiviteit 90%) en plotseling ontstaat (sensitiviteit 84%). De aanwezigheid van scheurende pijn (positieve LR 1,2-10,8) of migrerende pijn (positieve LR 1,1-7,6) is waarschijnlijk wel van waarde, maar dit moet verder worden bevestigd in prospectieve studies. De afwezigheid van plotseling ontstane hevige pijn maakt aortadissectie veel onwaarschijnlijker (negatieve LR 0,3; 95% CI 0,2-0,5).

Men moet extra verdacht zijn op aortadissectie bij predisponerende factoren, zoals hypertensie, bicuspide aortaklep, coarctatio aortae, Marfan, eerdere aortaklepvervanging.

Lichamelijk onderzoek bij aortadissectie. Een van de meest bruikbare bevindingen is een links/rechts polsverschil tussen beide carotiden, aa. radiales (RR-verschil > 20 mmHg) en/of aa. femorales. Hoewel het polsverschil maar bij één op de drie patiënten met aortadissectie aanwezig is, heeft dit teken wel een hoge positieve LR (5,7; 95% CI 1,4-23).

Neurologische uitvalsverschijnselen, hoewel maar aanwezig bij één op de vijf à zes patiënten met een aortadissectie, hebben eveneens een hoge positieve LR (6,6-33) onder de juiste klinische omstandigheden.

De aan- of afwezigheid van een diastolisch geruis is niet erg behulpzaam voor het stellen van de diagnose aortadissectie. Slechts één op de drie heeft een diastolisch geruis en de positieve LR (1,4; 1-2) en negatieve LR (0,9; 0,8-

1) zijn laag. De studies vermelden echter niet of het diastolisch geruis nieuw of bekend was. Een nieuw diastolisch geruis in de juiste klinische setting heeft waarschijnlijk een veel hogere nauwkeurigheid voor de diagnose.
Bij lekken van bloed via de dissectie in het pericard kan men tamponadeverschijnselen vinden (verhoogde CVD, pulsus paradoxus, hypotensie, snelle pols). Hoe vaak dit het geval is, is in genoemde studies niet onderzocht.

Thoraxfoto bij aortadissectie. De overgrote meerderheid van de patiënten (90%) met een aortadissectie heeft waarschijnlijk afwijkingen op de thoraxfoto: een verbreed mediastinum (64%; 44-80%) en abnormale aortacontour (71%; 56-84%). Er is echter een vrij lage interobserver overeenstemming voor genoemde bevindingen (κ = 0,23-0,33). Minder frequente bevindingen zijn: pleuravocht (15%) en intima kalk > 1 cm binnen de linker contour van de aortaboog (10%).

Elektrocardiogram bij aortadissectie. Dit toont soms het beeld van een myocardinfarct bij afsluiting van een coronairvat door de dissectie.

Anamnese, lichamelijk onderzoek, en thoraxfoto kunnen de diagnose aortadissectie (zeer) waarschijnlijk maken, maar zijn niet nauwkeurig genoeg om de diagnose uit te sluiten.

Beeldvormende diagnostiek is noodzakelijk bij overweging van de diagnose aortadissectie.
Transoesofageale echocardiografie is zeer sensitief en specifiek voor het aantonen van een aortadissectie, maar wordt bij de wakkere patiënt niet meer gedaan, vanwege het bloeddrukverhogend effect door stress met alle gevolgen van dien.
Een transthoracaal onderzoek dient echter wel plaats te vinden om pericardvocht aan te tonen of een aortaklepinsufficiëntie. Aortaklepinsufficiëntie ontstaat doordat de ophanging van de aortaklepslip losscheurt door de dissectie met als gevolg een prolaps van de aortaklepslip in het linkerkamer uitstroomgebied.
Tegenwoordig wordt om de diagnose aortadissectie te bevestigen of te verwerpen meestal een CT-scan verricht.

Acute pericarditis
Inleiding. In 90% van de gevallen van acute pericarditis is de etiologie viraal of idiopathisch.[9] Er zijn opvallend weinig gegevens over sensitiviteit en spe-

cificiteit van diverse klinische verschijnselen. Dit heeft te maken met het ontbreken van een onomstreden gouden standaard. De diagnose wordt gesteld op de typische pijn, en/of pericardwrijven, en/of de typische repolarisatiestoornissen op het ECG en/of pericardvocht op het echocardiogram.

Anamnese. Pericarditispijn begint plotseling is meestal scherp en stekend (soms dof). De lokalisatie is retrosternaal, maar er is soms gerefereerde pijn ter hoogte van de schouders of het schouderblad (ten gevolge van prikkeling van de n. phrenicus). De pijn wordt erger bij liggen en diep ademen. De pijn vermindert als de patiënt voorovergebogen rechtop zit. Hij is uren tot dagen aanwezig.

Lichamelijk onderzoek bij acute pericarditis. Pericardwrijven is hoorbaar bij 85% van de patiënten met een acute pericarditis. Dit is een krakend geruis ('als lopen in de sneeuw') en kan worden onderscheiden van pleurawrijven, doordat het aanwezig blijft als de patiënt zijn adem inhoudt. Het is in de helft van de gevallen trifasisch, bij een derde bifasisch en bij de rest monofasisch. Het ontstaat tijdens snelle volumeveranderingen van het hart (ejectiefase, snelle vullingsfase en boezemcontractie). Pericardwrijven kan bij dezelfde patiënt intermitterend (in de tijd variërend) aanwezig zijn. Er is geen duidelijke relatie tussen de aanwezigheid van pericardwrijven en de hoeveelheid pericardvocht.
Tamponade komt voor bij slechts 15% van de patiënten met idiopathische pericarditis, maar bij 60% van de patiënten met purulente, tuberculeuze pericarditis of pericarditis carcinomatosa. De aanwezigheid van hypotensie, een snelle pols, verhoogde CVD en pulsus paradoxus (afname van de systolische bloeddruk van ≥ 20 mmHg bij niet-geforceerde inspiratie) kan wijzen op tamponade.
De temperatuur is indien verhoogd meestal subfebriel; bij een temperatuur > 38 °C moet men denken aan purulente pericarditis.

Elektrocardiogram bij acute pericarditis. Men onderscheidt vier ECG-stadia:

Stadium I	diffuse concave ST-elevaties (niet beperkt tot één stroomgebied) en men ziet nooit gelijktijdig ST-elevaties en T-topomkering
	PTa-depressies (best zichtbaar in afleiding II)
Stadium II	normalisatie van ST-elevaties en PTa-depressies
Stadium III	uitgebreide T-topomkering
Stadium IV	normalisatie ECG

Echocardiogram bij acute pericarditis. Hiervoor bestaat een klasse I-indicatie bij patiënten verdacht van pericarditis. Men moet een lokale echovrije ruimte door pericardiaal vet niet verwarren met pericardvocht. Bij een kleine hoeveelheid (30 cc) pericardvocht wordt dit alleen gezien aan de achterzijde van het hart. Bij tamponade ziet men meestal pericardvocht aan de voor- en achterzijde van het hart. Bij intrapericardiale drukverhoging door pericardvocht ziet men eerst collaps van het rechteratrium bij de boezemcontractie en later vroeg-diastolische collaps van het rechterventrikel(uitstroomgebied). Deze tekenen zijn meer uitgesproken tijdens de uitademing. Collaps van het rechterventrikel is meer specifiek voor tamponade. Ook ziet men een gedilateerde, niet met de ademhaling variërende vena cava inferior. Variatie van instroomsnelheid over de mitralisklep van > 15% wijst op belangrijke instroombelemmering. Dergelijke toegenomen respiratoire variatie kan men ook waarnemen in de D-top van de longvene. Tamponade is echter vooral een klinische diagnose. Overigens kan gelokketeerd pericardvocht bij compressie van bijvoorbeeld het linkeratrium ook een tamponadebeeld veroorzaken.

Longembolie
De prevalentie van longembolie is 1 à 2 per 1000 personen.
In een recente prospectieve multicenterstudie uit Nederland (Christopherstudie[10]) is gebleken dat een eenvoudig klinisch besliskundig model, waarin enkele anamnestische en fysisch-diagnostische gegevens worden gebruikt zeer behulpzaam is bij de diagnostiek van longembolie (tabel 3).

Tabel 3 Klinisch besliskundig model voor diagnostiek van longembolie.

bevinding	score
klinische tekenen/symptomen van diepe veneuze trombose (DVT) d.w.z. licht verdikt been en pijn bij palpatie van de diepe beenvenen	3
geen andere meer waarschijnlijke diagnose	3
hartfrequentie > 100/min	1,5
immobilisatie in de voorafgaande vier weken	1,5
eerdere DVT of longembolie	1,5
hemoptoë	1
kanker waarvoor behandeling in voorafgaande zes maanden	1

Als op grond van dit klinisch model een longembolie onwaarschijnlijk is (score < 4), wordt nog de D-dimeerbepaling gedaan. Indien deze negatief is, wordt de diagnose longembolie verworpen. Indien op klinische grond een longembolie waarschijnlijk is of bij verhoogd D-dimeer, wordt een spiraal CT-scan gedaan. Uit genoemde studie bleek dat bij eerdergenoemde benadering de kans op het missen van een (niet-)fatale trombo-embolie acceptabel was (beide 0,5%).

Spanningspneumothorax
Inleiding. De incidentie is 5% bij multitraumapatiënten, maar kan ook voorkomen bij spontane pneumothorax.[11]
Anamnese. Plotse, scherpe ademhalingsgebonden pijn en progressieve dyspneu is in alle gevallen aanwezig.
Lichamelijk onderzoek. Bij 50-75% wordt een snelle pols en eenzijdig afwezig ademgeruis gevonden. Hypotensie is aanwezig bij < 25% van de patiënten. Soms is de CVD verhoogd.
Thoraxfoto. Ipsilaterale collaps van de long en heel soms tracheadeviatie naar de contralaterale zijde.

KORTADEMIGHEID
Inleiding. Bij de kortademige patiënt is het van belang snel onderscheid te maken tussen een cardiale en een pulmonale oorzaak. Wang et al.[12] deden een systematische review naar de waarde van anamnestische, fysisch-diagnostische gegevens, X-thorax en BNP voor de diagnose van hartfalen.

Anamnese voor de diagnose hartfalen. De meest bruikbare anamnestische gegevens zijn:
- *voorgeschiedenis* van hartfalen (LR 5,5; 95% CI 4,1-8), myocardinfarct (LR 3,1; 95% CI 2-4,9) of coronarialijden (LR 1,8; 95% CI 1,1-2,8). De afwezigheid van een dergelijke voorgeschiedenis maakt hartfalen echter minder waarschijnlijk;
- *klachten* van paroxismale nachtelijke kortademigheid (LR 2,6; 95% CI 1,5-4,5), orthopneu (LR 2,2; 95% CI 1,2 -3,9) of dyspnoe d'effort (LR 1,3; 95% CI 1,2-1,4).

Lichamelijk onderzoek voor de diagnose hartfalen. De meest bruikbare gegevens zijn:
- *derde toon* (LR 11; 95% CI 4,9-25). De derde toon wordt beluisterd op de apex in linkerzijligging met de klok van de stethoscoop (laag-frequente, doffe toon). Door de klok steviger aan te drukken (waardoor de huid zich opspant en een soort membraan vormt) kan men de derde toon 'wegdrukken';

- *verhoogde centraal veneuze druk* (LR 5,1; 95% CI 3,2-7,9). De CVD wordt geschat door het hoofdeinde van het bed 30-45° omhoog te zetten, afhankelijk van de hoogte van de rechteratriumdruk. We kijken vooral naar de veneuze pulsaties van de v. jugularis interna, die wat dieper tussen de twee koppen van de m. sternocleidomastoideus loopt. De veneuze pulsaties zijn bifasisch (de a-top is zichtbaar net voor de monofasische carotispulsatie en de v-top net erna). De CVD is verhoogd, als bij de patiënt met het hoofdeind 45° omhoog, vulling of veneuze pulsaties van de v. jugularis interna worden gezien.

  De v. jugularis externa loopt over de m. sternocleidomastoideus heen en is vaak gemakkelijk te zien; helaas zit er nog wel eens een veneus klepje op de overgang van v. jugularis externa naar v. cava superior, zodat deze niet altijd bruikbaar is voor drukschatting. Indien de v. jugularis niet goed te zien is, kan men het vat met de vinger bij de basis dichtdrukken of de patiënt vragen te persen. Door het vat bij de kaakhoek dicht te drukken en bij de basis te laten leeglopen, kan men het collapspunt waarnemen. Kijk naar de ligging hiervan ten opzichte van de hoek van Louis (overgang van corpus naar manubrium van het sternum; ongeveer ter hoogte van aanhechting tweede rib);
- *crepitaties* (LR 2,6; 95% CI 1,9-4,1);
- *hartgeruis* (LR 2,6; 95% CI 1,7-4,1);
- *beenoedeem* (LR 2,3; 95% CI 1,5-3,7).

Afwezigheid van een verhoogde CVD, crepitaties en oedeem maakt hartfalen minder waarschijnlijk. Zowel de derde toon als een verhoogde CVD bij lichamelijk onderzoek heeft ook belangrijke prognostische implicaties.[13]

Thoraxfoto voor de diagnose hartfalen. De meest bruikbare aanwijzingen voor hartfalen zijn:
- veneuze longvatovervulling, redistributie (LR 12; 95% CI 6,8-21);
- cardiomegalie, cor-thoraxratio > 50% (LR 3,3; 95% CI 2,4-4,7);
- interstitieel oedeem (LR 12; 95% CI 5,2-27).

Afwezigheid van cardiomegalie maakt hartfalen minder waarschijnlijk.

Elektrocardiogram voor de diagnose hartfalen. De meest bruikbare aanwijzingen voor hartfalen zijn:
- boezemfibrilleren (LR 3,8; 95% CI 1,7-8,8);
- abnormaal ECG (LR 2,2; 95% CI 1,6-3,1).

Een volslagen normaal ECG pleit tegen hartfalen (LR 0,64; 95% CI 0,47-0,88).

Laboratoriumonderzoek voor de diagnose hartfalen. Een normaal (NT-pro)BNP sluit hartfalen als oorzaak voor dyspneu vrijwel uit. Voor (NT-pro)BNP bestaan waarden waarboven hartfalen zeer waarschijnlijk is, en een grijze zone waarin overlap bestaat met andere oorzaken van dyspneu zoals longembolie.[14]

Echocardiografie voor de diagnose hartfalen. Men kan globaal kijken naar wandbewegingsstoornissen, linkerventrikel- en/of rechterventrikeldilatatie, klepafwijkingen, aanwijzingen voor hypertrofische cardiomyopathie, pericardvocht en de druk in de a. pulmonalis bepalen.
Belangrijk is echter dat men zich ook een indruk vormt over de vullingsdrukken en het slagvolume. Hartfalen is immers die toestand waarbij het hart niet in staat is om bij normale vullingsdrukken te voldoen aan de zuurstofbehoefte van het lichaam.
De vullingsdruk van het rechteratrium wordt geschat door middel van de diameter van de v. cava inferior (normaal 1,5-2,5 cm) en respiratoire collaps (normaal > 50%).
Het slagvolume wordt gemeten vanuit de apex met het pulsed-doppler sample volume in het linkerkameruitstroomgebied (LVOT), waarbij gestreefd wordt naar een signaal met envelop en sluitingsclick van de aortaklep. Als men het signaal in de LVOT traced verkrijgt men de tijd-snelheid integraal (normaal: circa 19-25 cm). Door dit getal te vermenigvuldigen met het oppervlak van de LVOT ontstaat het slagvolume en door vermenigvuldiging met de hartfrequentie het hartminuutvolume.
De vullingsdruk van de linkerboezem is grofweg te schatten aan de hand van de hoogte van de E-top van de mitralis inflow: indien > 1,2 m/sec wijst dit in afwezigheid van een mitralisstenose of -kunstklep op een verhoogde linkeratriumdruk. Een ratio E-top mitralisinflow : E-top septale myocard bij mitralisanulus (E / E') > 15 wijst ook op een verhoogde LV-vullingsdruk.[15]
CT-scan speelt vooral een rol bij de kortademige patiënt verdacht van aortadissectie of longembolie.
MRI en myocardperfusiescintigrafie spelen in het acute stadium bij de kortademige patiënt geen rol.

SAMENVATTING
Anamnese en het lichamelijk onderzoek zijn de hoekstenen van de klinische diagnostiek. Op grond hiervan kan gericht worden gekozen voor de meest optimale beeldvormende techniek om de waarschijnlijkheidsdiagnose op grond van anamnese en lichamelijk onderzoek te bevestigen of te verwerpen.

LITERATUUR

1. Swap CJ, Nagurney JT. Value and limitations of chest pain history in the evaluation of patients with suspected acute coronary syndromes. *JAMA* 2005;**294**:2623-9.
2. Canto JG, Shlipal MG, Rogers WJ, et al. Prevalence, clinical characteristics, and mortality among patients with myocardial infarction without chest pain. *JAMA* 2000;**283**:3223-9.
3. Chamuleau SAJ, Brink RBA van den, Kloek JJ et al. Complicaties van een niet herkend hartinfarct. *Ned Tijdschr Geneesk* 2005;**149**:2593-9.
4. Hochman JS, Buller CE, Sleeper LA, et al. Cardiogenic shock complicating acute myocardial infarction – etiologies, management and outcome: A report from the SHOCK trial registry. *J Am Coll Cardiol* 2000;**36**:1063-70.
5. Reddy SG, Roberts WC. Frequency of rupture of the left free wall or ventricular septum among necropsy cases of fatal acute myocardial infarction since the introduction of coronary care units. *Am J Card* 1989;**63**:906-11.
6. Yip HK, Wu ChJ, Chang HW, et al. Cardiac rupture complicating acute myocardial infarction in the direct percutaneous coronary intervention reperfusion area. *Chest* 2003;**124**:565-71.
7. Birnbaum Y, Fishbein MC. Ventricular septal rupture after acute myocardial infarction. *N Engl J Med* 2002;**347**:1426-32.
8. Klompas M. Does this patient have an acute thoracic aortic dissection? *JAMA* 2002;**287**:2262-72.
9. Lange RA, Hillis LD. Acute pericarditis. *N Engl J Med* 2004;**351**:2195-2202.
10. Christopher Study. Writing group for the Christopher Study investigators. Effectiveness of managing suspected pulmonary embolism using an algorithm combining clinical probability, D-dimer testing, and computed tomography. *JAMA* 2006;**295**:172-9.
11. Leigh-Smith S, Harris T. Tension pneumothorax – time for a re-think? *Emerg Med J* 2005;**22**;8-16.
12. Wang CS, Fitzgerald JM, Schulzer M. Does this dyspneic patient in the emergency department have congestive heart failure? *JAMA* 2005;**294**:1944-56.
13. Drazner MH, Rame JE, Stevenson LW, et al. Prognostic importance of elevated jugular venous pressure and a third heart sound in patients with heart failure. *N Engl J Med* 2001;**345**:574-81.
14. Weber M, Hamm Ch. Role of B-type natriuretic peptide (BNP) and NT-proBNP in clinical routine. *Heart* 2006;**92**:843-9.
15. Ommen SR, Nishimura RA, Appleton CP. Clinical utility of Doppler echocardiography and tissue Doppler imaging in the estimation of left ventricular filling pressures: A comparative simultaneous Doppler-catheterization study. *Circulation* 2000;**102**:1788-94.

Invasieve procedures

B.J.W.M. Rensing en J.M. ten Berg

INLEIDING
Bij hemodynamische problemen als gevolg van acuut of chronisch hartfalen zijn invasieve procedures nodig om zowel de hemodynamische toestand te beoordelen als deze te verbeteren. Centraal veneuze toegang is daarbij essentieel. In het eerste deel van het hoofdstuk worden canulatietechnieken beschreven. In het tweede deel volgt een beschrijving van de technieken voor het uitvoeren van rechtskatheterisatie, pericardiocentesis, en het inbrengen van een tijdelijke pacemaker. Het gebruik van linkerventrikel ondersteunende apparatuur evenals coronaire interventies komen in dit hoofdstuk niet aan de orde.

CENTRAAL VENEUZE TOEGANG
Centraal veneuze toegang is mogelijk via de vena brachialis, de vena jugularis interna, de vena subclavia en de vena femoralis. Alle toegangswegen hebben hun relatieve voor- en nadelen. Het is dus nuttig in staat te zijn alle vier de venen te canuleren, om zo flexibel te zijn bij de individuele patiënt. Als eenmaal toegang is verkregen, kan de ingebrachte sheath of katheter worden gebruikt voor toediening van medicatie, hemodynamische bewaking of voor het plaatsen van een tijdelijke pacemaker.

VENA FEMORALIS/ARTERIA FEMORALIS CANULATIE
De vena en arteria femoralis communis liggen naast elkaar en zijn de meest gebruikte vaten voor diagnostische katheterisaties. Het is van belang de punctieplaats correct te kiezen (2 cm onder het ligamentum inguinale) voor een gemakkelijke toegang en om bloedingscomplicaties te vermijden. Velen gebruiken de huidplooi in de lies om de vaten te lokaliseren. Dit gaat echter bij adipeuze patiënten nog wel eens mis, omdat bij hen de huidplooi vaak (veel) lager ligt. Dit resulteert dikwijls in punctie en canulatie van de arteria femoralis superficialis, de arteria femoralis profunda of de bifurcatie. In alle

gevallen gaat dit gepaard met een veel hoger risico op hematoom of valsaneurysmavorming. Indien de sheath wordt ingebracht in de kleinere distale vaten is er een hoger risico op trombotische complicaties. De arteria femoralis superficialis kruist vaak over de vena femoralis. Laag aanprikken van de vene houdt het risico in dat de sheath dwars door de arterie in de vene wordt ingebracht met een hoog risico op AV-fistelvorming en bloedingen. Te hoog aanprikken (d.w.z. boven het ligamentum inguinale) leidt vaak tot inadequate compressie en retroperitoneale bloeding na verwijdering van de sheath. Correcte lokalisatie van de arteria en vena femoralis communis is dus van groot belang. Fluoroscopie kan in geval van twijfel van groot nut zijn. In anteroposterieure projectie verlopen de vaten over het mediale gedeelte van de heupkop (figuur 1).

Vóór aanprikken wordt het liesgebied gesteriliseerd met jodium of een ander middel en steriel afgedekt. Nadat de locatie van de arteria femoralis communis door middel van palpatie en eventueel met fluoroscopie is vastgesteld,

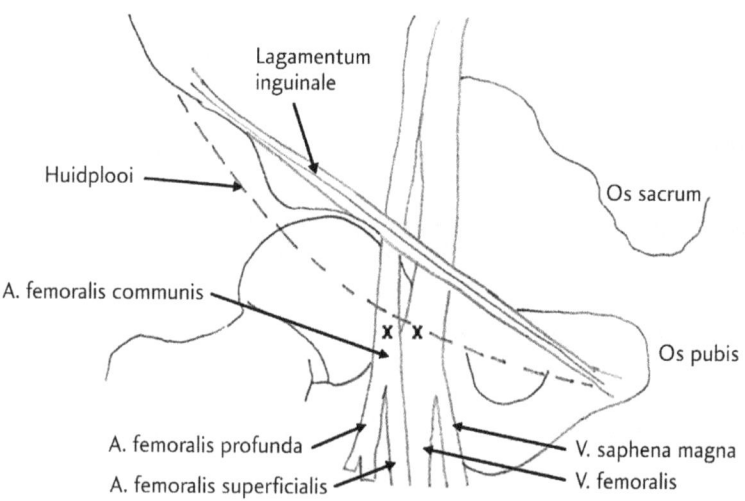

Figuur 1. Schematische tekening van de rechter liesregio. De arterie en de vene lopen parallel aan de mediale zijde van de heupkop. De X geeft de ideale punctieplaats aan. Bij mensen met een normaal postuur ligt punt X ter hoogte van de huidplooi in de lies. Bij adipeuze patiënten kan deze echter veel lager liggen en mag dan ook niet als oriëntatiepunt worden gebruikt.

wordt de huid en het onderhuidse weefsel in het gebied van arterie en vene geïnfiltreerd met 10-15 cc lidocaïne 1% oplossing via een dunne naald. Intravasale injectie van lidocaïne wordt voorkomen door vóór injectie steeds even te aspireren.

Vervolgens wordt de vene aangeprikt met een 16-18 G holle naald. Indien de in te brengen sheath kleiner is dan 8 french is een sneetje in de huid maken niet noodzakelijk. Op de naald wordt een 10 cl injectiespuit gezet gevuld met 1 cl 0,9% zoutoplossing. Met de middel- en wijsvinger van de linkerhand wordt de arterie gepalpeerd vanaf het ligament. De huid wordt met de naald doorboord ongeveer één vingerbreedte distaal en mediaal van de palperende vingers. Onder een hoek van 45 graden wordt de naald al aspirerend opgevoerd, totdat donkerrood, niet pulsatiel, bloed moeiteloos de injectiespuit instroomt. Probeer te voorkomen dat de achterwand van de vene ook wordt doorboord in verband met bloedingen. Stabiliseer de naald met de linkerhand en verwijder de spuit met de rechterhand. Vervolgens wordt een 0,035 of 0,038 inch voerdraad met een J-tip door de naald opgevoerd in het vat. De draad moet zonder weerstand kunnen worden opgevoerd. Indien weerstand wordt gevoeld mag *nooit* kracht gebruikt worden. Als de weerstand ontstaat op het moment dat de draad de tip van de naald verlaat, is de naald waarschijnlijk uit het vat geraakt en dient een nieuwe aanprikpoging te worden gestart. Als er weerstand ontstaat na enkele centimeters opvoeren in het bloedvat is de draad waarschijnlijk in een zijtak terechtgekomen. De draad een stukje terugtrekken, een halve slag draaien en opnieuw opvoeren is meestal succesvol. Over de draad kan vervolgens de sheath of katheter worden ingebracht. Zorg dat er altijd een stuk van de draad proximaal uit de sheath/katheter steekt om verlies van de draad in het lichaam van de patiënt te voorkomen. Indien door lokale littekenvorming als gevolg van operaties of eerdere katheterisaties inbrengen moeilijk gaat, kan gepredilateerd worden met dilatoren van oplopende grootte. Controleer altijd of bloed geaspireerd kan worden uit de sheath om er zeker van te zijn dat deze vrij in het lumen van het vat ligt.

Voor arteriële toegang wordt een 16-18 G holle naald zonder injectiespuit gebruikt. De huid wordt 1 cm distaal van de palperende vingers van de linkerhand doorboord. De naald wordt in een hoek van 45 graden *langzaam* opgevoerd richting de slagader. Vaak kunnen vlak voordat de naald het vat ingaat de arteriële pulsaties worden gevoeld. Bij sclerotische vaten kan vlak voor binnendringen enige extra weerstand worden gevoeld, waarna helderrood pulsatiel bloed verschijnt. Probeer perforatie van de achterwand van het vat te vermijden in verband met bloedingscomplicaties, zeker bij sterk geanticoaguleerde patiënten. Vervolgens wordt een 0,035 of 0,038 inch voerdraad met een J-tip door de naald opgevoerd in het vat. Gebruik van een hydrofiele draad wordt ontraden, omdat deze na inbrengen in het vat nauwelijks meer teruggetrokken kan worden zonder dat de hydrofiele coating door de naald wordt afgeschraapt. Daarnaast kan een hydrofiele draad eerder een dissectie veroorzaken.

VENA JUGULARIS INTERNA CANULATIE

Meestal wordt de rechter vena jugularis interna gebruikt. De hals en het gebied rond het rechtersleutelbeen worden gesteriliseerd en steriel afgedekt. De patiënt ligt plat op de rug, eventueel in Trendelenburg-positie met het hoofd zo ver mogelijk naar links gedraaid, het linkeroor plat op de ondergrond. Met het hoofd in deze positie kan de uitvoerder de belangrijke oriëntatiepunten gemakkelijk identificeren. Dit zijn: het jugulum, de mediale en laterale buik van de musculus sternocleidomastoideus en het mediale deel van het sleutelbeen. De anatomische oriëntatiepunten komen nog wat duidelijker naar voren als de patiënt het hoofd iets optilt. Vervolgens wordt de huid verdoofd met een klein beetje lidocaïne 1% oplossing in het midden van de driehoek gemarkeerd door de sternocleidomastoideus buiken en de clavicula, ongeveer 2 cm boven de clavicula. De naald van de verdovingsspuit wordt vervolgens zuigend opgevoerd onder een hoek van 45 graden met de ondergrond en iets naar lateraal (richting rechtertepel). Geadviseerd wordt om niet te veel lidocaïne te spuiten (< 1 cc) om compressie van de vene in de bindweefselschede te voorkomen. Indien de vene niet gemakkelijk wordt gevonden, kan het laten persen van de patiënt soms handig zijn. Hierdoor wordt de centraal veneuze druk verhoogd en verwijdt de vene. Nadat de vene gelokaliseerd is, wordt met een 16-18 G holle naald de vene opnieuw aangeprikt (eventueel de testnaald laten zitten om de richting te bepalen) en een 0,035 inch voerdraad opgevoerd tot in het rechteratrium. Hierover kan dan de sheath of katheter worden ingebracht. Zorg dat er altijd een stuk van de draad proximaal uit de sheath/katheter steekt om verlies van de draad in het lichaam van de patiënt te voorkomen.

Complicaties bij deze methode zijn zeldzaam. De meest voorkomende zijn pneumothorax en punctie van de arteria carotis communis. Na afloop dient altijd een thoraxfoto te worden gemaakt ter controle van de ligging van de katheter/sheath en om een pneumothorax uit te sluiten.

VENA SUBCLAVIA CANULATIE

De vena subclavia is zowel van links als van rechts te benaderen. Het voordeel van de benadering vanaf de linkerzijde is de minder scherpe bocht die de katheter hoeft te maken om in de vena cava superior en het hart te geraken. Dit is een voordeel indien een tijdelijke pacemaker of een pulmonale arteriekatheter moet worden ingebracht. Een nadeel is de wat hogere kans op pneumothorax, omdat de apex van de linkerlong over het algemeen wat hoger ligt.

De patiënt ligt plat op de rug, eventueel in Trendelenburg. De regio wordt weer gesteriliseerd met jodium en steriel afgedekt. De huid wordt verdoofd met lidocaïne 1% oplossing ter hoogte van het distale derde van het sleutelbeen. Met een dunne naald kan ook het verdere traject en het periostium van het sleutelbeen worden verdoofd. Een 16-18 G holle naald met een injectiespuit eraan vast wordt vervolgens door de huid gebracht en onder het sleutelbeen gemanoeuvreerd. Vervolgens wordt de naald aspirerend opgevoerd richting het jugulum, dwars op de wervelkolom en parallel aan de ondergrond. Als niet-pulsatiel veneus bloed moeiteloos in de spuit stroomt, is de vene bereikt en kan de spuit worden verwijderd. Vervolgens moet de voerdraad moeiteloos kunnen worden opgevoerd. Als na enige centimeters weerstand wordt gevoeld, is de draad waarschijnlijk in de vena jugularis interna terechtgekomen. Patiënten geven dan soms pijn in de hals of het oor aan. Opvoeren van de draad naar de vena cava superior gaat gemakkelijker als de patiënt de uitvoerder aankijkt. Over de draad kan vervolgens de sheath of katheter worden ingebracht. Zorg dat er altijd een stuk van de draad proximaal uit de sheath/katheter steekt, om verlies van de draad in het lichaam van de patiënt te voorkomen. Complicaties zijn arteriële punctie met hematothorax, pneumothorax en luchtembolie. Voordelen van de subclaviabenadering zijn de lage kans op infectie, gemakkelijke verzorging, comfort voor de patiënt en een lage trombosekans.

Omdat de vaten niet goed kunnen worden gecomprimeerd, is het noodzakelijk vooraf de anticoagulatiestatus van de patiënt te kennen. Zo nodig dient een andere benadering te worden gekozen. Daarnaast is er een hoger risico op pneumothorax vergeleken met vena jugularis interna canulatie. Een thoraxfoto ter uitsluiting van een pneumothorax of hematothorax moet altijd worden gemaakt. Indien na een mislukte poging aan de ene kant wordt besloten de contralaterale vena subclavia aan te prikken, dient ook altijd eerst een thoraxfoto te worden gemaakt alvorens met de nieuwe procedure te beginnen.

VENA BASILICA CANULATIE

Via de mediaan in de elleboogsplooi gelegen vena basilica is ook toegang tot de centraal veneuze ruimte mogelijk. Bij forse mannen kan meestal wel een 8 french introducer sheath worden ingebracht. Bij kleinere individuen zal vaak slechts een kleinere maat sheath mogelijk zijn. Ook hier wordt lokaal gesteriliseerd en steriel afgedekt. Lokale verdoving met lidocaïne 1% oplossing. De vene kan rechtstreeks worden aangeprikt met een 16 G holle naald, waarna een voerdraad met J-tip kan worden opgevoerd. Door de grotere kans op tromboflebitis moet de sheath/katheter na 48-72 uur worden verwijderd. Andere nadelen zijn dat niet alle patiënten geschikt zijn voor deze benadering, en dat het oncomfortabel is voor de patiënt. Een belangrijk voordeel is dat bij bloedingen compressie van de vaten goed mogelijk is.

RECHTS-KATHETERISATIE

Bij patiënten in cardiogene shock is continue invasieve controle van de hemodynamiek vaak noodzakelijk voor optimalisatie van de medicamenteuze en linkerventrikel ondersteunende therapie. Met behulp van een multi-lumen pulmonale arteriekatheter kunnen simultaan drukken in de longslagaders en het rechteratrium worden gemeten. Sommige katheters hebben nog een extra lumen om een pacemakerdraad voor het rechterventrikel in te brengen. Met behulp van een van buitenaf opblaasbaar ballonnetje aan de tip kan de katheter in wiggepositie worden gebracht. De gemiddelde druk die in wiggepositie wordt gemeten komt goed overeen met de gemiddelde druk in het linkeratrium. De linkeratriumdruk is een maat voor de preload van de linkerkamer, een belangrijke parameter voor het optimaal laten functioneren van het falende hart. Vaak zit er een temperatuursensor aan de tip van de katheter om de cardiac output te kunnen meten na injectie van een (koude) fysiologische zoutoplossing via de rechteratriumpoort. Deze methode is betrouwbaar als er geen al te ernstige tricuspidalisinsufficiëntie aanwezig is. De katheter wordt het gemakkelijkst in de longslagader gebracht via een sheath in de vena jugularis interna of de vena subclavia. Via deze toegangsweg is fluoroscopie vaak niet nodig. Vergeet niet een condoom om de katheter te doen en aan de sheath te bevestigen, zodat na inbrengen de katheter nog steriel kan worden gerepositioneerd. Als de katheter 15 cm is opgeschoven en dus in een grote vene is beland, kan het ballonnetje met 1-1,5 cm^2 lucht worden gevuld. Het ballonnetje moet moeiteloos kunnen worden opgeblazen. Weerstand bij opblazen betekent dat het ballonnetje zich nog in de sheath bevindt of in een kleine zijtak. De katheter wordt nu verder opgevoerd onder ECG- en drukbewaking. Met behulp van de opgeblazen ballon 'drijft' de katheter op de bloedstroom naar het rechteratrium, via de tricuspidalisklep naar de rechterkamer en via de rechterkameruitstroombaan en de pulmonalisklep naar de arteria pulmonalis. De positie van de katheter wordt bepaald aan de hand van de drukcurven geregistreerd in het rechteratrium, het rechterventrikel en de arteria pulmonalis. Bij passage van de katheter door de rechterkameruitstroombaan worden vaak ventriculaire extrasystolen en non-sustained VT's gezien. Blijf dan de katheter opvoeren tot de ventriculaire ectopische activiteit verdwijnt en een pulmonalisdrukcurve verschijnt. Indien het niet lukt om in de arteria pulmonalis te geraken, moet het ballonnetje worden leeggezogen en de katheter worden teruggetrokken naar de vena cava. Vandaar uit kan een nieuwe poging worden gedaan. Eventueel kan een door de lichaamstemperatuur slap geworden katheter wat stijver worden gemaakt door deze door te spuiten met een fysiologische zoutoplossing. Bij sterk verwijde rechterkamers, pulmonale hypertensie of een laag hartminuutvolume is het soms noodzakelijk de katheter onder fluoroscopie in te brengen, eventueel met behulp van een 0,028 inch voerdraad met een J-tip. Bij verder opvoeren van de katheter zal deze vastlopen in een kleinere longslagader. De pulmonalis drukcurve zal dan overgaan in de wiggendrukcurve. De positie van de katheter is goed, indien bij leegzuigen van de ballon direct weer een pulmonalis drukcurve wordt gezien die bij opnieuw opblazen van de ballon binnen drie hartslagen overgaat in de wiggendrukcurve. Na inbrengen dient altijd een thoraxfoto te worden gemaakt ter controle van de katheterligging. Normaalwaarden van metingen met de pulmonale arteriekatheter zijn samengevat in tabel 1.

De katheter kan ook via de vena femoralis worden ingebracht. Fluoroscopie is hierbij echter onontbeerlijk, omdat de passage van rechteratrium naar rechterventrikel en van rechterventrikel naar arteria pulmonalis vanuit de lies vaak lastig is en actieve kathetermanipulatie vereist.

Complicaties van de procedure zijn ventriculaire ritmestoornissen die ontstaan bij passage door de rechterventrikeluitstroombaan. Deze zijn meestal voorbijgaand van aard. Een tijdelijk rechter bundeltakblok kan hierbij ook ontstaan. Bij een pre-existent linker bundeltakblok bestaat dan het risico op een totaal blok. Zelden treden longinfarcten of longbloedingen op. Het risico hierop is groter bij patiënten met pulmonale hypertensie en een verhoogde bloedingsneiging.

Tabel 1. Normaalwaarden van metingen met de pulmonale arteriekatheter.

parameter	normaalwaarden
gemiddelde rechteratriumdruk	1-7 mmHg
rechterventrikel systolische druk	15-25 mmHg
rechterventrikel diastolische druk	0-8 mmHg
pulmonale arterie systolische druk	15-25 mmHg
pulmonale arterie diastolische druk	8-15 mmHg
gemiddelde pulmonale arteriedruk	10-20 mmHg
pulmonale wiggedruk	6-12 mmHg
cardiac output	3,5-5,5 l/min
cardiac index	2,8-3,2 l/min/m^2

PERICARDIOCENTESE

Acute hemorragische harttamponnade is een levensbedreigende toestand die alleen met tijdige drainage van de pericardholte kan worden behandeld. Een geringe hoeveelheid pericardvocht kan al, als het acuut ontstaat, leiden tot hemodynamische collaps. Oorzaken van acute tamponnade zijn trauma, dissectie van de aorta ascendens, vrije-wandruptuur als gevolg van een myocardinfarct, maar ook iatrogeen bijvoorbeeld als gevolg van perforatie tijdens hartkatheterisatie of interventies als PCI's, klepdilataties en pulmonale venenablaties. In al deze gevallen dient onverwijld te worden overgegaan tot subxifoïde drainage met uitzondering van de type A-dissectie, indien acute chirurgie mogelijk is. In geval van iatrogene tamponnade dient couperen van de anticoagulantia pas plaats te vinden ná de drainage, om te voorkomen dat het bloed intrapericardiaal gaat stollen. In geval van stolling is drainage niet meer mogelijk en dient er een chirurgische ontlasting plaats te vinden.

De ontwikkeling van pericardvocht als gevolg van pericarditis, maligniteiten, bestraling of auto-immuunziekten verloopt veel sluipender, omdat het pericard de tijd krijgt te verwijden. Een grote hoeveelheid vocht (soms meer dan een liter) kan zich ophopen, voordat de druk in de pericardholte gaat oplopen en er symptomen ontstaan. In cardiochirurgische centra wordt late tamponnade regelmatig gezien na hartchirurgie en dan vooral bij patiënten die met anticoagulantia worden nabehandeld.

Bij de chronische tamponnade is drainage naast een therapeutische vaak ook een diagnostische ingreep. Monsters moeten dan ook worden ingezonden voor cytologische, microbiologische, klinisch-chemische en immunologische analyse.

In bijna alle gevallen van tamponnade is er tijd om vóór de pericardiocentese een echocardiogram te maken. De hoeveelheid vocht, de distributie van het vocht en de ernst van de instroombelemmering van rechteratrium en rechterventrikel kunnen hiermee worden vastgesteld. Met deze gegevens kan het risico en de succeskans van de ingreep tevoren worden ingeschat. Echocardiografie is dus onmisbaar voor de veilige en adequate uitvoering van een pericardiocentese.

Meestal wordt de pericardiocentese op het katheterisatielaboratorium uitgevoerd, omdat daar fluoroscopie, elektrocardiografische registratie en hemodynamische monitoring aanwezig zijn evenals verpleegkundige en technische expertise. Indien een katheterisatielaboratorium niet beschikbaar is, wordt een echogeleide punctie geadviseerd. In een levensbedreigende situatie verloopt de punctie veelal blind.

Het pericard kan op verschillende wijzen worden bereikt. De veiligste benadering is via de subxifoïde route. Er bestaat hierbij namelijk geen risico op beschadiging van een coronaire arterie of een arteria mammaria.

Bij de subxifoïde punctie zit de patiënt half rechtop op de katheterisatietafel in een hoek van 30-45°. De huid rond het distale gedeelte van het sternum wordt gesteriliseerd met jodium en steriel afgedekt. Daarna wordt zowel de huid als het onderliggend weefsel verdoofd met lidocaïne 1% oplossing. Dan wordt de huid met een mesje doorboord, ongeveer een halve centimeter onder en links van het processus xiphoideus. Via de opening in de huid wordt een lange (20 cm) holle naald met daarop een injectiespuit gevuld met verdund röntgencontrastmiddel onder de ribbenboog gemanoeuvreerd. Vervolgens wordt de naald-injectiespuitcombinatie tegen het abdomen gedrukt, zodat de naald onder een hoek van ongeveer 20° ten opzichte van het coronale vlak in de richting van het pericard opgevoerd kan worden. In eerste instantie zal daarbij gericht worden op de linkerschouder. Indien geen pericardvocht wordt gevonden, kan in tweede instantie richting het hoofd van de patiënt of in de richting van de rechterschouder worden gestoken. De naald wordt langzaam opgeschoven onder negatieve druk. Bij het bereiken van de pericardholte zal plots vocht in de spuit worden gezogen. Is dit vocht helder of licht hemorragisch dan is er geen twijfel dat de pericardholte is bereikt. Indien hemorragisch vocht wordt opgezogen, kan de tip van de naald zich in de rechterkamer bevinden. Door een beetje contrastmiddel te spuiten wordt duidelijk waar de tip zich bevindt. Als het contrast direct gaat wervelen en snel verdwijnt zit de naald in de rechterkamer. Bij traag bewegen en ophoping van contrast inferior zit de naald in de pericardholte. Andere hulpmiddelen om de positie van de naald te bepalen zijn de druk transducer verbonden met het lumen van de naald en de ECG-elektrode verbonden met de naald. Als de naald tegen het myocard van de rechterkamer komt, zal er ST-elevatie op de ECG-afleiding zichtbaar worden (injury current). De naald moet dan iets worden teruggetrokken in de pericardholte. Zodra de positie van de naald in de pericardholte is bevestigd, wordt door de naald een 0,035 inch voerdraad opgevoerd in de pericardholte. Meestal loopt de draad naar achteren in een links laterale projectie. De naald wordt verwijderd en het punctietraject wordt met dilatoren van oplopende grootte gepredilateerd. Vervolgens wordt een drain ingebracht met distaal verschillende openingen, zowel aan het uiteinde als aan de zijkant. Na verwijdering van het pericardvocht zal de patiënt zich meestal direct beter voelen. De drain wordt ten minste 24 uur in situ gelaten om eventuele productie van pericardvocht te monitoren. Alvorens de drain te verwijderen moet altijd een controle echocardiogram gemaakt worden.

TIJDELIJKE PACEMAKER
Een tijdelijke pacemaker is geïndiceerd bij (dreigende) symptomatische bradycardie en bij ingrepen die tot een blok kunnen leiden, zoals bij alcoholablatie voor een hypertrofische obstructieve cardiomyopathie. De pacemakerelektrode kan worden ingebracht via alle grote venen hiervoor beschreven. De voorkeur gaat uit naar de vena jugularis of subclavia, daar deze positie stabieler is en minder snel leidt tot een infectie van de insteekopening dan wanneer de vena femoralis wordt gebruikt. Het inbrengen gebeurt gewoonlijk onder fluoroscopie, wat de kans op perforatie van de vene of de apex van de rechterkamer verkleint. Na joderen en verdoven van de huid en inbrengen van de sheath via de methode zoals hiervoor beschreven, wordt de pacemakerelektrode steriel opgevoerd naar de apex van de rechterkamer. De elektrode wordt vervolgens aangesloten op de pacemaker. Nadien wordt de pacemaker 'gedrempeld'. Hierbij wordt de minimaal benodigde stroom gemeten waarmee het hart nog kan worden geactiveerd. De stroomsterkte wordt stapsgewijs verlaagd, totdat de impulsen niet meer gevolgd worden. Onmiddellijk daarna wordt de stroomsterkte weer verhoogd. De stroomsterkte van de laatst gevolgde impuls is de stimulatiedrempel. Als die laag genoeg is, wordt de positie van de elektrodetip geaccepteerd, soms is het nodig deze te herpositioneren. Er zijn pacemakerelektroden met aan de tip een opblaasbaar ballonnetje (zoals aan de Swann-Ganz-katheter). Opgeblazen wordt de katheter eenvoudiger naar de apex meegevoerd en is de kans op perforatie waarschijnlijk kleiner. In noodsituaties is het af en toe nodig de elektrode blind te positioneren.

Beeldvorming bij de evaluatie van de patiënt met acute thoracale pijn
Rol van myocardperfusiescintigrafie, CT en MRI

P.R.M. van Dijkman

INLEIDING

De afgelopen jaren is grote vooruitgang geboekt bij de behandeling van het acute coronaire syndroom (ACS) en het acute aortasyndroom. Dit geldt zowel voor de acute invasieve en medicamenteuze interventie als voor risicoreductie op lange termijn. Nog steeds is een juiste diagnosestelling de basisvoorwaarde voor correcte toepassing van iedere interventie. De triage van patiënten met thoracale pijn op een Spoedeisende Hulp (SEH) is en blijft een uitdaging, temeer daar steeds meer patiënten de SEH van een ziekenhuis bezoeken en een onjuiste diagnosestelling tot potentieel risicovolle en onnodige (invasieve) therapie kan leiden. Bij ACS gaat het vrijwel altijd om aandoeningen van de coronaire arteriën. Het acute aortasyndroom omvat dissectie van de aorta met een intimascheur, het intramurale hematoom en het symptomatische aorta-ulcus. Aortadissecties worden geclassificeerd volgens De Bakey:
- type I: intimascheur ontstaat in ascendens en scheurt door tot minstens de aortaboog en veelal verder distaal;
- type II: intimascheur ontstaat in en blijft beperkt tot de ascendens;
- type III: intimascheur ontstaat in de descendens en scheurt door naar distaal of (zeldzaam) scheurt retrograad naar de boog en ascendens.

Of er wordt geclassificeerd volgens Stanford:
- type A: alle dissecties waarbij de ascendens is betrokken, onafhankelijk van origine van de intimascheur;
- type B: alle dissecties waarbij de ascendens niet betrokken is.[1]

Steeds vaker doen artsen op de SEH een beroep op een of andere technologie (beeldvorming en/of laboratoriumonderzoek) om tot een correcte diagnose te komen. Bij het thoracale pijnsyndroom blijft na de anamnese het elektrocardiogram (ECG) het belangrijkste middel om tot risicostratificatie te komen. In het geval van significante stijging van het ST-segment op het ECG in combinatie met detectie van bepaalde biochemische markers van myocardnecrose (CK en/of troponine) in het bloed, is de diagnose acuut myocardinfarct hoogstwaarschijnlijk. In het geval van een 'non-ischemisch' ECG en afwezige markers in het bloed is identificatie van een hoogrisico patiënt ingewikkelder. Als gevolg hiervan kunnen laagrisico patiënten ter observatie onnodig worden opgenomen in het ziekenhuis en hoogrisico patienten onterecht naar huis worden gestuurd. Men dient zich trouwens te realiseren dat twee derde van de patiënten met 'thoracale pijn' die een SEH bezoeken laagrisico patiënten zijn. Indien men de beschikking heeft over snelle en betrouwbare diagnostische hulpmiddelen om op vlotte wijze die twee derde laagrisico patiënten eruit te filteren, kunnen veel onnodige ziekenhuisopnamen worden voorkomen. In dit hoofdstuk wordt de toepassing van acute myocardperfusiescintigrafie (MPS), CT en MRI bij het 'acute thoracale pijn'-syndroom nader toegelicht; eerst de toepassing bij het (vermeend) ACS en vervolgens bij het acute aortasyndroom.

ACUUT CORONAIR SYNDROOM (ACS)

Welke methodiek wordt toegepast in het ziekenhuis hangt af van de aanwezige apparatuur en de lokale expertise. Tevens is goede samenwerking tussen enerzijds cardioloog en anderzijds radioloog en/of nucleair geneeskundige een vereiste. Wackers et al.[2] behoorden tot de eersten die in 1979 het gebruik van thallium-201 hebben beschreven bij patiënten met een mogelijk myocardinfarct. Alle patiënten met een bewezen myocardinfarct hadden een perfusiedefect; 58% van de patiënten met instabiele angina pectoris had eveneens een perfusiedefect, maar niet de 98 patiënten met stabiele angina pectoris of atypische pijn op de borst. Acute beeldvorming met thallium wordt tegenwoordig echter nauwelijks meer toegepast (ongunstige stralingsdosis, energiekarakteristieken en relatief snelle redistributie van de isotoop in myocard). Beeldvorming met SPECT en technetiumhoudende isotopen wordt nu als de norm beschouwd.[3] Technetium (sestamibi of tetrofosmine) wordt evenredig met de bloedstroom door het myocard opgenomen en heeft geen redistributie van betekenis. Het kan worden toegediend op het moment van klachten, en beeldvorming met behulp van SPECT kan desnoods uren later worden verricht. Het representeert de risicozone ('area at risk') ten tijde van klachten. Met behulp van het Germano-protocol kan tevens informatie worden verkregen over de functie van het linkerventrikel. Verschillende studies hebben aangetoond dat acute MPS een goede voorspeller is van cardiale gebeurtenissen met een gerapporteerde sensitiviteit van 90-100%, en negatief voorspellende waarde van meer dan 99% voor het uitsluiten van (dreigende) cardiale gebeurtenissen.[4] Een normale perfusie geeft een uitstekende prognose en voorspelt afwezigheid van cardiale complicaties in een vervolgperiode van drie maanden en slechts 3% gedurende één jaar. Men dient zich te realiseren dat MPS het gebruik van troponine niet vervangt. De beide methoden zijn complementair. Perfusiedefecten worden pas zichtbaar als minstens 3-4% van het linkerventrikel ischemisch is.[5] In een aantal gevallen kan troponine zijn gestegen zonder dat er perfusiedefecten zichtbaar zijn. MPS kent de volgende voordelen: afwijkingen op een perfusiescan worden eerder gezien dan dat troponine stijgt in het bloed (op z'n vroegst 6 uur na start van klachten) en dat de 'area at risk' goed kan worden gevisualiseerd. Nadeel van MPS is dat perfusiedefecten ook kunnen optreden bij patiënten met een acuut of oud myocardinfarct, maar dat zijn dan in principe ook geen laagrisico patiënten. Gebruik van MPS wordt daarom aanbevolen bij patiënten met een laag risico (= geen ECG-veranderingen en/of voorgeschiedenis met coronaire problematiek en/of hemodynamisch stabiel). Een voorbeeld van het gebruik van MPS voor analyse van acute thoracale pijn op de SEH is zichtbaar in het schema (tabel 1) opgesteld door Tatum et al.[6] In dit schema wordt een triage gedaan op basis van voorgeschiedenis, klachten en ECG-bevindingen met verdeling in vijf categorieën. MPS wordt gereserveerd voor patiënten met een laag risico (categorie 4) op een ACS (typische, maar niet-aanhoudende pijn op de borst of niet-typische, maar aanhoudende pijn op de borst met een non-ischemisch ECG). Het blijkt dat de uitkomst van patiënten met een categorie 2-verdenking op ACS gelijk is aan de uitkomst van categorie 4-patiënten met een perfusiedefect op MPS.

Een andere manier om patiënten met verdenking op ACS te onderzoeken is de toepassing van de calciumscore van de coronairen met behulp van multidetector (16-slice, 64-slice) of sinds kort 'dual source' CT. Kalk in de coronaire vaten betekent aanwezigheid van coronaire atherosclerose en afwezigheid van kalk betekent bijna altijd afwezigheid van coronaire atherosclerose. De meest gebruikte methode om kalk in de coronairen te kwantificeren is de Agatston-methode. Met behulp van CT worden ongeveer honderd transversale doorsneden van het hart gemaakt met een plakdikte van 3 mm en een overlap van 1,5 mm. Per niveau wordt de oppervlakte van alle coronaire segmenten met een CT-nummer > 130 Hounsfield Units opgeteld en vermenigvuldigd met een dichtheidsfactor 1 t/m 4 (afhankelijk van de hoeveelheid kalk in een segment). Vervolgens worden de getallen van alle niveaus opgeteld tot een totale coronaire calciumscore (CCS) en uitgedrukt in Agatston Eenheden[7] (figuur 1). Een CCS van 0 betekent dus afwezigheid van kalk in

Tabel 1. *Strategie bij de evaluatie van patiënten met pijn op de borst en verdenking op acuut coronair syndroom (AMI = acuut myocardinfarct; IAP = instabiele angina pectoris; MPS = myocardperfusiescintigrafie).*

categorie	AMI-mogelijkheid	IAP-mogelijkheid	diagnostische criteria	te doen	diagnostische strategie
1. (vrijwel) zeker AMI	zeer hoog	zeer hoog	ST-elevatie (of ST-depressie bij posteriorinfarct)	opname CCU	ECG, bloedmarkers (CK/troponine)
2. (vrijwel) zeker IAP	matig	hoog	typische symptomen en/of ischemisch ECG; bekend coronair lijden: acuut hartfalen	opname CCU	ECG, bloedmarkers (CK/troponine)
3. mogelijk AMI of IAP	laag	matig	typische precordiale klachten (> 30 min) en non-ischemisch ECG, of aanhoudend atypische klachten bij bekend coronair lijden en non-ischemisch ECG	opname CCU met 'fast track'-rule-in protocol	ECG, bloedmarkers (CK/troponine), acute rust MPS
4. mogelijk IAP	laag	laag	typische maar niet-aanhoudende precordiale klachten en non-ischemisch ECG, of aanhoudend atypische precordiale klachten en non-ischemisch ECG	evaluatie SEH; opname CCU hangt af van acute MPS	opname CCU in geval van afwijkende rust MPS; indien MPS niet afwijkend ontslag en poliklinisch stress-MPS
5. lage verdenking op AMI of IAP	zeer laag	zeer laag	symptomen en initiële evaluatie tonen niet-cardiale oorzaak klachten aan		evaluatie SEH hangt af van niet-cardiale diagnose

de coronaire vaten. Er zijn tabellen in omloop waarin wordt aangegeven wat de verdeling is van de CCS bij een bepaalde leeftijdscategorie en geslacht.[8] Een CCS-voorbeeld is te zien in tabel 2. Een CCS op het 25e percentiel betekent dat slechts 25% van de individuen in die bepaalde leeftijdscategorie en dat geslacht een CCS heeft die gelijk of lager is dan dat bepaalde getal en dat 75% van de individuen uit die categorie hoger zit. Een CCS lager dan het 25e percentiel betekent minder dan gemiddelde kalkafzetting in de coronairen (vaatleeftijd 10 jaar jonger dan kalenderleeftijd); een CCS tussen het 25e en 75e percentiel betekent gemiddelde hoeveelheid kalk (vaatleeftijd = kalenderleeftijd); een CCS tussen 75e en 90e percentiel betekent overmatige kalkafzetting (vaatleeftijd 10 jaar hoger dan kalenderleeftijd); en een CCS boven het 90e percentiel betekent onevenredig veel kalkafzetting (vaatleeftijd 20 jaar hoger dan kalenderleeftijd).[9] De berekening van de CCS kan worden toegepast om het cardiovasculaire risico bij asymptomatische individuen te bepalen. Het blijkt dat de CCS een veel betere voorspeller is van een MACE

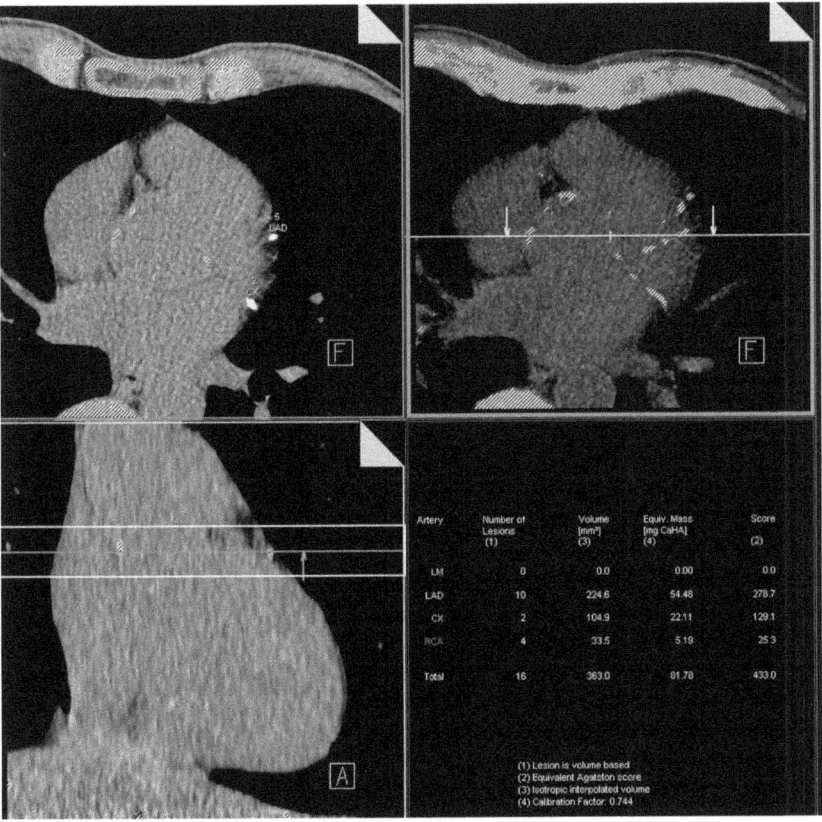

Figuur 1. Bepaling van de coronaire calciumscore (CCS). Linksonder coronale coupe door het hart; linksboven en rechtsboven is kalk zichtbaar (gearceerd) in de verschillende coronaire arteriën. Rechts is de totale CCS aangegeven per coronair vat (rechterkolom CCS in Agatston Eenheden).

('major adverse cardiac event') dan het gebruik van de Framingham-, PROCAM- of SCORE-risicotabellen alleen.[10] CCS kan ook worden toegepast in de SEH bij het beoordelen van patiënten met een thoracaal pijnsyndroom met een onbekend risico op coronair lijden boven een leeftijd van 40 à 45 jaar. De kracht zit vooral in de CCS van 0. Bij een CCS van 0 en een leeftijd boven de 45 jaar is de kans op een ACS verwaarloosbaar klein te noemen. We praten dan over circa 30% van de patiënten met pijn op de borst, die zonder aanvullend tijdrovend onderzoek direct kunnen worden ontslagen vanaf de SEH.[11,12] Uitzondering zijn patiënten jonger dan 45 jaar en patiënten met diabetes mellitus. Maar diabetespatiënten zijn per definitie hoogrisico patienten. Bij een CCS boven de 0 dient verder onderzoek te volgen, waarbij men zich moet realiseren dat de meeste patiënten met een ACS een CCS boven het 75e percentiel hebben. Een jonge patiënt met enig kalk (> 0 en < 10) in de coronairen is al sterk verdacht voor een (A)CS.[13]

Tabel 2. *Percentielen van coronaire calciumscores (CCS) van 25.251 mannen en 9995 vrouwen naar leeftijdscategorie.*[8]

calciumscores	leeftijd (jaren)								
	< 40	40-44	45-49	50-54	55-59	60-64	65-69	70-74	> 75
mannen (n)	3504	4238	4940	4825	3472	2288	1209	540	235
25e percentiel	0	0	0	1	4	13	32	64	166
50e percentiel	1	1	3	15	48	113	180	310	473
75e percentiel	3	9	36	103	215	410	566	892	1071
90e percentiel	14	59	154	332	554	994	1299	1774	1982
vrouwen (n)	641	1024	1634	2184	1835	1334	731	438	174
25e percentiel	0	0	0	0	0	0	1	3	9
50e percentiel	0	0	0	0	1	3	24	52	75
75e percentiel	1	1	2	5	23	57	145	210	241
90e percentiel	3	4	22	55	121	193	410	631	709

De recent geïntroduceerde 'dual source' CT met een tijdresolutie van 83 msec maakt het mogelijk non-invasief coronaire angiografie uit te voeren zonder bewegingsartefacten door kalk in de coronairen en onafhankelijk van de hartfrequentie.[14] Ook de hoeveelheid contrast (zo'n 100 cc bij 16- of 64-slice CT) kan worden gehalveerd en de patiënt hoeft minder lang zijn adem vast te houden. De eerste resultaten zijn veelbelovend te noemen met een sensitiviteit en specificiteit van bijna 100% voor het aantonen en uitsluiten van significant coronair lijden. Met deze CT-techniek is de tijd geko-

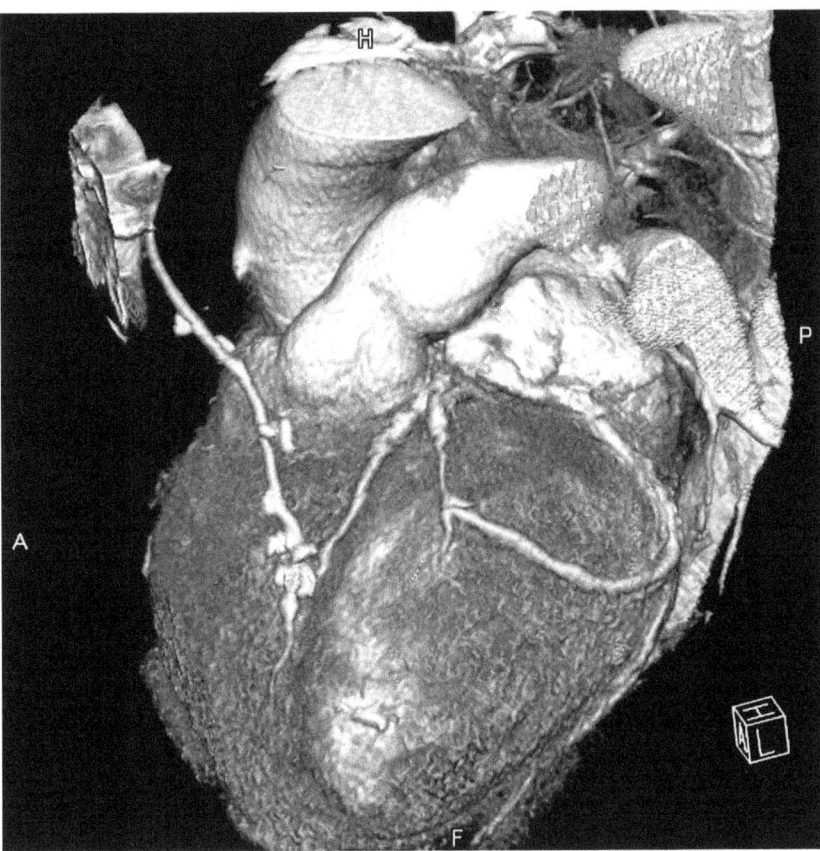

Figuur 2. CT-angiogram (16 slice MDCT) van een patiënt met een status na coronaire bypassoperatie. De LIMA op de ramus descendens anterior is fraai open. De veneuze sequentiële graft op de diagonale tak en ramus circumflexus is afgesloten bij de oorsprong; door middel van retrograde vulling is er een stuk graft zichtbaar tussen de diagonale tak en de ramus circumflexus.

men dat de noodzaak voor invasieve coronaire angiografie ter discussie gesteld kan worden (figuur 2). Bij een laagrisico patiënt kan afwezigheid van coronair lijden snel leiden tot ontslag; bij stenosering van de coronairen kan direct worden gekozen voor een percutane coronaire interventie (PCI) of coronaire bypasschirurgie (CABG). Uiteraard dient nog op aanvullende gegevens ter bevestiging van deze benadering te worden gewacht.

De toepassing van cardiale kernspinresonantietomografie (MRI) bij de patientengroep op de SEH met acute thoracale pijn is nu nog beperkt. Bij patiënten met stabiele, voor cardiale ischemie verdachte klachten, blijken dobutamine-stress-MRI (wandbewegingsanalyse voor en tijdens dobutamine)[15,16] en adenosine-perfusie-MRI (first-pass myocardiale perfusie m.b.v. gadolinium)[17] van grote waarde om ischemie aan te tonen dan wel uit te sluiten. Net als bij MPS kan met perfusie-MRI (met gadolinium) ten tijde van klachten van pijn op de borst de 'area at risk' worden aangetoond bij patiënten zonder acuut of met een oud myocardinfarct. Een ACS is een contra-indicatie voor het gebruik van dobutamine-stress-MRI, wegens de verhoogde kans op potentieel letale ventriculaire ritmestoornissen. Bij afwezigheid van een perfusiedefect, terwijl er op dat moment geen precordiale klachten bestaan, kan direct worden overgegaan op adenosine-perfusie-MRI om een 'chronisch coronair syndroom' aan te tonen. Tegenwoordig is de toegankelijkheid van MRI voor acute patiënten op de SEH een probleem.

ACUTE AORTASYNDROOM
Voor de acute diagnostiek bij verdenking op het acute aortasyndroom zijn er diverse mogelijkheden, die afhangen van de lokale beschikbaarheid van apparatuur en aanwezige expertise in het ziekenhuis. Als eerste dient een ECG te worden vervaardigd. Bij een overzicht van 464 aortadissectiepatiënten (IRAD-registratie) bleek 31% een normaal ECG te hebben, 42% niet-specifieke ST- en T-topafwijkingen, 15% ischemische veranderingen en 5% aanwijzingen voor een acuut myocardinfarct.[18] Conventionele X-thorax kan verwijding aantonen van de aorta; andere bevindingen kunnen zijn: verwijding van de aortacontour, verplaatste aortacalcificatie, 'kinking' van de aorta en aankleuring van het aortapulmonale venster.[19] De X-thorax toont in 60 tot 90% van de gevallen een afwijking, maar in 10-20% van de gevallen wordt een compleet normale X-thorax gezien.
Vanwege de beperkte sensitiviteit is bijna altijd aanvullend onderzoek nodig. Aanvullende beeldvorming is nodig ter bevestiging van de diagnose, lokalisatie van de intimascheur, uitbreiding van de aortadissectie, classificatie van de dissectie en indicatoren voor complicaties, zoals bloedingen in pericard, mediastinum of pleuraholte, en betrokkenheid van afgaande vaten van de aorta.
Transthoracale echocardiografie kan de proximale aorta ascendens visualiseren met betrokkenheid van de aortaklep en pericardholte. De rest van de aorta kan echter niet worden gevisualiseerd. Transoesofageale echocardiografie (TOE) kan op fraaie wijze de aortawortel, ascenderende en descenderende aorta visualiseren. Zodra twee ruimten in de aorta gescheiden door een intimaflap worden gezien is een aortadissectie bewezen, waarbij het val-

se en ware lumen kunnen worden onderscheiden. Tevens kunnen varianten van het acute aortasyndroom worden onderscheiden, zoals intramuraal hematoom en het penetrerende aorta-ulcus. In ervaren handen kan een sensitiviteit van 99%, specificiteit van 89%, een positief voorspellende waarde van 89% en negatief voorspellende waarde van 99% worden bereikt.[20]

CT-scanning is in de meeste ziekenhuizen acuut beschikbaar en beeldvorming kan snel worden verkregen met fraaie visualisatie van de gehele aorta. Net als bij TOE wordt een aortadissectie herkend als een vals en een waar lumen gescheiden door een intimascheur (figuur 3). Tevens kan de relatie met afgaande viscerale en iliacale vaten worden gevisualiseerd. De gemiddelde sensitiviteit bedraagt 95% met een specificiteit van 87-100%.[21,22] CT is vooral geschikt om de aortaboog te visualiseren, wat met TOE nauwelijks mogelijk is. Een nadeel is dat de intimascheur slechts in minder dan 75% van de gevallen wordt gezien; de plaats van 'entry' van de scheur wordt bijna nooit

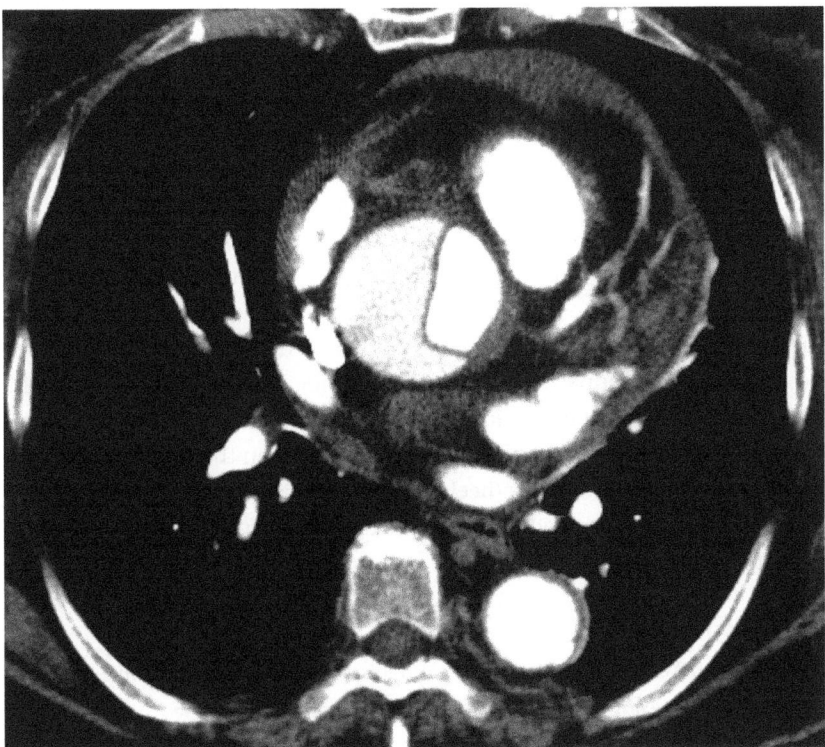

Figuur 3. CT-scan van de thoracale aorta na contrasttoediening. Een type A-dissectie is zichtbaar in de aorta ascendens met twee ruimten gescheiden door een intimaflap.

waargenomen. Een tweede nadeel is het gebruik van nefrotoxisch contrastmiddel.

Hoewel MRI de hoogste sensitiviteit en specificiteit bezit voor alle typen acute aortasyndromen wordt deze techniek in slechts minder dan 5% van de gevallen toegepast.[18] Dit wordt enerzijds verklaard door de geringe acute toegankelijkheid van de apparatuur en de veelal onvoldoende waarborgen voor patiëntveiligheid tijdens beeldvorming in de MRI-apparatuur. Daarom kan MRI worden gebruikt als een tweede diagnostische techniek, mocht andere methodiek onvoldoende informatie opleveren. Voor toepassing van CT en MRI was in de jaren zestig tot tachtig van de vorige eeuw retrograde aortagrafie de techniek van eerste keuze om een (vermeende) aortadissectie te visualiseren. De sensitiviteit bedroeg circa 90% en de specificiteit > 95%.[23]

De betekenis van coronaire angiografie bij de behandeling van een aortadissectie is nog onduidelijk. In circa 25% van de gevallen is er ten tijde van presentatie significant coronair lijden aanwezig.[24] Er zijn echter geen gegevens bekend dat preoperatieve coronaire angiografie van prognostische waarde is bij dit soort patiënten.[25] Met de komst van de 'dual source'-CT is misschien binnenkort visualisatie mogelijk van de gehele aorta met zijtakken alsmede van de coronaire arteriën.

Het is tegenwoordig ondenkbaar dat patiënten op een SEH zonder een of andere beeldvormende techniek worden onderzocht. Men dient zich te realiseren dat een goede anamnese en een gedegen lichamelijk onderzoek nog steeds de eerste stappen zijn voor een goede diagnosevorming. Aangezien de meeste patiënten niet (volledig) voldoen aan de in de algemene leerboeken beschreven klachtenpatronen, zal aanvullende diagnostiek noodzakelijk zijn. Het is echter de kunst van ons vak de beeldvorming zo beperkt mogelijk te houden ter voorkoming van overdiagnostiek en tijdverlies. Het 'blind' aanvragen van alle mogelijke (beeldvormende) diagnostiek bij een patiënt is een uiting van onzekerheid bij de arts en dient te allen tijde te worden voorkomen.

LITERATUUR

1 Haanen JBAG, Dijkman PRM van. Aortadissectie: soms een moeilijke diagnose. *Ned Tijdschr Geneeskd* 1995;**139**:705-9.
2 Wackers FJ, Lie KI, Liem KL, et al. Potential value of thallium-201 scintigraphy as a means of selecting patients for the coronary care unit. *Br Heart J* 1979;**41**:111-7.
3 Wackers FJ, Brown KA, Heller GV, et al. American Society of Nuclear Cardiology

position statement on radionuclide imaging in patients with suspected acute ischemic syndromes in the emergency department or chest pain center. *J Nucl Cardiol* 2002;9:246-50.

4   Kontos MC, Tatum JL. Imaging in the evaluation of the patient with suspected acute coronary syndrome. *Semin Nucl Med* 2003;33:246-58.

5   O'Connor MK, Hammell T, Gibbons RJ. In vitro validation of a simple tomographic technique for estimation of percentage myocardium at risk using methoxyisobutyl isonitrile technetium 99m (sestamibi). *Eur J Nucl Med* 1990;17:69-76.

6   Tatum JL, Jesse RL, Kontos MC. Comprehensive strategy for the evaluation and triage of the chest pain patient. *Ann Emerg Med* 1997;29:116-25.

7   Agatston AS, Janowitz WR, Hildner FJ, et al. Quantification of coronary calcium using ultrafast computed tomography. *J Am Coll Cardiol* 1990;15:827-32.

8   Hoff JA, Chomka EV, Krainik AJ, et al. Age and gender distributions of coronary artery calcium detected by electron-beam tomography in 35,246 adults. *Am J Cardiol* 2001;87:1335-9.

9   Grundy SM. Coronary plaque as a replacement for age as a risk factor in global risk assessment. *Am J Cardiol* 2001;88(2A): 8E-11E.

10 Shaw LJ, Raggi P, Schisterman E, et al. Prognostic value of cardiac risk factors and coronary artery calcium screening for all-cause mortality. *Radiology* 2003;228:826-33.

11 Laudon DA, Vukov LF, Breen JF, et al. Use of electron beam computed tomography in the evaluation of chest pain patients in the emergency department. *Ann Emerg Med* 1999;33:15-21

12 McLaughlin VV, Balogh T, Rich S. Utility of electron beam computed tomography to stratify patients presenting to the emergency room with chest pain. *Am J Cardiol* 1999;84:327-8.

13 Rijlaarsdam-Hermsen D, Kuijpers ThJA, Lamers FPL, Dijkman PRM van. Coronaire calciumscore met behulp van CT: bij de diagnostiek van 2 patiënten met acute thoracale pijn. *Ned Tijdschr Geneeskd* (in druk).

14 Achenbach S, Ropers D, Kuettner A et al. Contrast-enhanced coronary artery visualization by dual-source computed tomography-initial experience. *Eur J Radiol* 2006;57:331-5.

15 Dijkman PRM van, Kuijpers ThJA, Blom BM, Herpen G van. Dobutamine-stress MRI van het hart: een waardevolle onderzoekstechniek voor de diagnostiek van ischemische hartziekten. *Ned Tijdschr Geneeskd* 2002;146:1327-32.

16 Kuijpers D, Ho KYJA, Dijkman PRM van, et al. Dobutamine cardiovascular magnetic resonance for the detection of myocardial ischemia with the use of myocardial tagging. *Circulation* 2003;107:1592-7.

17 Paetsch I, Jahnke C, Wahl A, et al. Comparison of dobutamine stress magnetic re-

sonance, adenosine stress magnetic resonance, and adenosine stress magnetic resonance perfusion. *Circulation* 2004;**110**:835-42.
18. Hagan PG, Nienaber CA, Isselbacher EM, et al. The International Registry of Acute Aortic Dissection (IRAD): new insights into an old disease. *JAMA* 2000;**283**:897-903.
19. Kodolitsch Y von, Nienaber CA, Dieckmann C, et al. Chest radiography for the diagnosis of acute aortic syndrome. *Am J Med* 2004;**116**:73-7.
20. Erbel R, Engberding R, Daniel W, et al. Echocardiography in diagnosis of aortic dissection. *Lancet* 1989; **1**(8636):457-61.
21. Sommer T, Fehske W, Holzknecht N, et al. Aortic dissection: a comparative study of diagnosis with spiral CT, multiplanar transesophageal echocardiography, and MR imaging. *Radiology* 1996;**199**:347-52.
22. Vasile N, Mathieu D, Keita K, et al. Computed tomography of thoracic aortic dissection: accuracy and pitfalls. *J Comput Assist Tomogr* 1986;**10**:211-15.
23. Khandheria BK. Aortic dissection: the last frontier. *Circulation* 1993;**87**:1765-8.
24. Kern MH, Serota H, Callicoat P, et al. Use of coronary arteriography in the preoperative management of patients undergoing urgent repair of the thoracic aorta. *Am Heart J* 1990;**119**:143-8.
25. Creswell LL, Kouchoukos NT, Cox JL, et al. Coronary artery disease in patients with type A aortic dissection. *Ann Thorac Surg* 1995;**59**:585-90.

GPSR Compliance

The European Union's (EU) General Product Safety Regulation (GPSR) is a set of rules that requires consumer products to be safe and our obligations to ensure this.

If you have any concerns about our products, you can contact us on

ProductSafety@springernature.com

In case Publisher is established outside the EU, the EU authorized representative is:

Springer Nature Customer Service Center GmbH
Europaplatz 3
69115 Heidelberg, Germany

www.ingramcontent.com/pod-product-compliance
Ingram Content Group UK Ltd.
Pitfield, Milton Keynes, MK11 3LW, UK
UKHW021254180426
11947UKWH00010B/782